밝혀지는 奇經八脈

선천지 정기신의

맥과 혈

선천지 정기신의 맥과 혈
밝혀지는 奇經八脈

초판 1쇄 발행 2024년 7월 5일

지은이 이상훈(이도), 황정일, 장대건, 류상욱
펴낸이 장길수
펴낸곳 지식과감성#
출판등록 제2012-000081호

교정 김지원
디자인 강샛별, 정윤솔
편집 서혜인
검수 한장희, 정윤솔
마케팅 김윤길, 정은혜

주소 서울시 금천구 벚꽃로298 대륭포스트타워6차 1212호
전화 070-4651-3730~4
팩스 070-4325-7006
이메일 ksbookup@naver.com
홈페이지 www.knsbookup.com

ISBN 979-11-392-1919-7(93510)
값 24,500원

• 경맥과 경혈을 중심으로 동양의 미세에너지에 대해 알아보자 •

밝혀지는 奇經八脈

선천지 정기신의

맥과 혈

이상훈(이도), 황정일, 장대건, 류상욱 지음

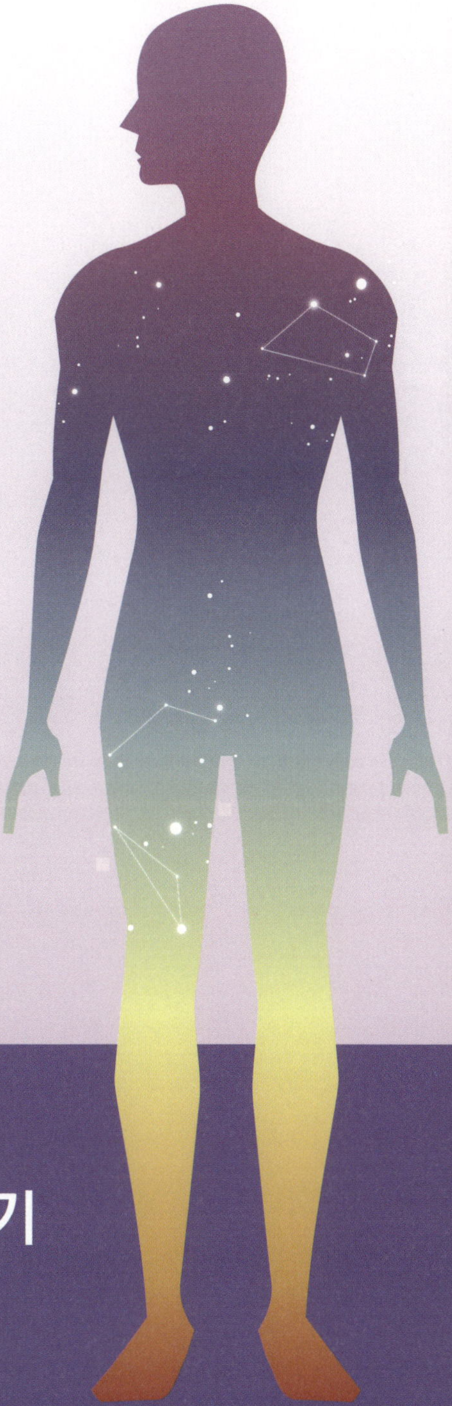

아직 세상에 알려지지 않은,
어쩌면 잊혀진 경맥과 경혈 이야기

혈에 대한 기본 내용부터
미세에너지로 한 과학 실험까지

지식공감

목차

책을 발간하며

우리에게 정기신, 그리고 경락과 혈은 오랜 기간 함께하는 생활이자 보편적 상식이었으나 측정할 수 있는 것만이 과학이라는 생각으로 사고가 굳어지면서 근대과학의 시대 이후 점차 멀어지는 관념이 되었습니다.

그렇지만 현대의 과학이 인간의 오감으로 이해하고 측정할 수 있는 너머의 진리를 발견하면서, 심지어 보는 사람의 상태에 따라서 결과가 달라지는 것이 당연시되는 새로운 과학의 성립이 이루어지면서 이 관념은 다시 확인해 봐야 할 실제로 변화하고 있습니다.

이러한 시기에 우리는 이름과 활자는 어설프게 전해지나 그 구체적인 내용이 없었던 정기신의 선천경맥과 그 혈에 대해서 이야기하고자 합니다.

그 안에 담겨 있는 내용은 인체의 경락과 맥과 혈뿐만 아니라 이 우주와 자연과 지구 그리고 세상에 대한 새로운 해석이며, 그것을 바탕으로 앞으로 나아가야 할 새로운 문명의 시금석이 되는 바입니다.

이렇듯 단오하게 확언을 하는 것은 추상적 신비적 정신의 내용뿐만 아니라 이것을 증명할 물질적 구체적 내용을 가지고 있기 때문이며, 여러 해 동안 많은 과학자들의 증명이 산업적 사용의 결과를 보여 줄 수 있는 팩트의 상태에 있기 때문입니다.

이러한 증명은 자연을 이해하고 자연을 본받아서 생겨난 인간의 정기신과 경락과 혈의 이해에서 비롯되었으며, 이러한 이해는 다시 물질문명의 생활에 적용되어 지구 전체에 점차 확산되어져 나갈 거라고 생각합니다.

비록 아직 밝히지 못하는 또는 밝혀지지 않은 내용이 있으나 꾸준히 연구하고 발견해 나간다면 21세기를 선도하는 최고의 학문이 될 거라 생각하며 겸손하고 진실된 마음으로 다 함께 지속적인 노력을 경주해 나아가야 할 것입니다.

우리가 출판하는 이 책의 내용이 앞으로의 세상에 "이성과 합리의 기준"이 될 것이라 확신하면서 책의 발간에 지대한 노고를 아끼지 않으신 이도 선생님께 깊은 감사를 드리며 발간사를 가름합니다.

甲辰年 初夏 柳相旭

추천사1

과학은 쉬임 없이 현재를 딛고 미래를 향해 나아가고 있다.

한의학도 이천 년 전 의학적 체계를 갖춘 이래 부단히 발전해 왔다. 그럼에도 불구하고 奇經八脈의 세계는 여전히 미지의 영역으로 남아 있었다. 이는 高度의 靈性, 치밀한 임상 연구와 첨단 과학의 조합으로만 접근 가능하기 때문이다.

이제 이도 선생과 그를 중심으로 탐구하는 의료인들 그리고 유관 분야의 과학자들에 의해 베일에 싸여 있던 기경팔맥의 실체가 점차 드러나려고 한다. 첫 출발은 소박하지만 그로 인한 의학적 성과는 자못 엄청나리라 상상해 본다.

역사의 수레바퀴는 도전하는 자만이 굴려 나갈 수 있다. 이 책으로부터 한의학 역사의 새로운 길이 열리기를 기대하면서 짧은 글로나마 축하 격려한다.

2024년 여름

보스턴에서

최승훈

단국대학교 부총장

경희대학교 한의과대학 학장

WHO 서태평양지역 전통의학 자문관 역임

추천사2

드디어 2022년도에 제가 이도 선생님께 배웠던 〈선천경맥〉에 대한 책이 출간된다는 소식에 너무 반갑고 기대도 큽니다.

의학과 과학 문명이 발전했음에도 현대의학과 한의학이 아직 풀지 못하고 있는 인체의 비밀이 너무 많습니다.

특히 현대의학은 유전자를 분석해 표적항암, 면역항암 등 각종 정밀 암 치료제들을 개발하고 있지만 여전히 암 정복과의 간격을 좁히지 못하고 있습니다.

반면 저는 다른 방식으로 암을 치료해야 한다고 믿었습니다. 다행히 이도 선생님을 만났고 아내의 림프암을 단 한 번의 항암치료 없이 완치할 수 있었습니다.

그뿐만 아니라 한의사 선생님과 함께 〈선천경맥〉을 공부할 기회도 얻었습니다.

이전까지 저의 진료엔 현대의학과 기능의학 그리고 자연의학적 원리가 혼재했지만 조화를 이루진 못했었습니다.

현재는 선천경맥을 포함한 파동의학의 원리가 진료에 포함되면서 많이 바뀌었습니다. 제가 해 왔던 각 치료법들이 환자의 몸 안에서 조화롭게 융화되기 시작했기 때문입니다.

먼저 의사인 제가 이도 선생님을 만나고 선천경맥을 공부하게 된 이유와 과정 그리고 깨달음의 여정을 밝히는 게 이 책을 소개하는 데 도움이 될 것 같습니다.

1. 침과 파동치료에 관심을 가지게 된 이유

저는 현대의학을 전공한 32년 차 개원 의사이고 25년전 미국 한의과대학과에 편입하여 12개월간 공부하고 미국 캘리포니아에서 NCCA침구시험에 응시한 바 있습니다. (의사 면허가 있는 경우는 대부분의 교육과정이 학점 이수된 경우로 인정되므로 9개월 공부만으로 응시자격이 주어졌음)

이때 정식으로 침구학을 배웠고 여러 경락의 혈과 기경팔맥을 가족과 저의 환자들에게 부분적으로 활용한 결과 현대의학만으로 경험하지 못한 좋은 경험이 많았습니다.

이후 구로구 시흥동에 개원했던 개인 의원에 난치성 암환자가 찾아오기 시작했고 그 인연으로 충남 태안에 암 전문진료를 하는 행복한병원을 개원해 병원장으로 5년간 암환자를 집중 진료한 경험도 있습니다.

당시 같이 공부한 동문 중엔 기능력이 매우 뛰어난 분이 계셨는데 환자를 보는 것만으로도 어느 혈이 막혔는지 진단하였고, 마음만으로 혈을 운용하는 것을 보며 큰 충격을 받기도 했습니다.

그때 동문을 통해 약 3년간 경험했던 침과 기 그리고 파동치료의 효험들은 다 이해하지 못했지만 이후 저의 진료에 큰 영향을 끼쳤습니다.

2. 이도 선생님과의 만남과 아내의 림프암 완치

2017년은 저로선 잊을 수 없는 해입니다. 아내가 김안과와 분당서울대병원 안과에서 좌측 눈 결막에 MALT림프종이 생겼단 진단을 받았기 때문입니다.

아내는 쇼그렌증후군, 거대 자궁근종도 있어 몸이 매우 약하고 극히 예민한 상태였습니다.

암 전이 여부 진단을 위해 CT검사를 하는 것만으로도 림프가 과민 반응해서 머릿속이 온통 딱지로 가득하고 가려워 잠을 잘 수 없었습니다.

결국 항암치료를 처음부터 포기하고 제가 알고 있는 방식(생식분말 중심 식사와 기능성 영양제 섭취 등)으로 3년간 치료하며 암의 진행을 막고 있었습니다.

하지만 림프암 고유 특징인 밤마다 계속되는 심한 가려움증과 무기력증 그리고 눈 결막의 암은 좀처럼 호전되지 않던 차에 파동의학에 관심 있는 저에게 지인이 2020년에 이도 선생님을 소개해 주었습니다.

이도 선생님과 면담 후 선생님이 만들어 두신 여러 파동에너지를 경험할 기회가 있었습니다.

그 파동 중 저의 몸과 마음에 가장 좋은 반응을 보였던 하나를 제가 선택했고 수액에 전사해 달라고 부탁드려 파동이 전사된 생리식염수를 주 1회씩 아내에게 정맥주사를 했습니다.

파동을 전사한 생리식염수 수액을 맞는 것만으로 3일간은 가려움증이 현저히 줄어들었습니다. 놀라운 경험이 아닐 수 없었습니다.

스테로이드와 항히스타민제 1알 복용없이 밤새 괴롭히던 극심한 전신 가려움증이 상당부분 개선되고 편히 잠을 잘 수 있게 되었으니 놀라지 않을 수 없는 일이죠.

게다가 전사수액을 맞으면 신체활력이 매우 좋아졌습니다. 하루 중 12시간 이상을 침대에 누워 있어야 했던 몸이 8시간 수면으로 충분할 정도로 건강해졌습니다.

이는 아내의 몸에 있던 활성산소와 염증이 전사수액치료로 인해 빠르게 해소되면서 혈액과 림프액이 깨끗해지고 건강해졌기에 가능한 결과였습니다.

이후 이도 선생님은 암 치료 파동연구를 통해 만드신 약침을 권하셨고 파동전사수액과 파동약침으로 1년 만에 마침내 아내의 림프암을 치료할 수 있었습니다.

이런 인연으로 인해 저는 이도 선생님의 파동치료 능력을 완전 신뢰하게 되었습니다.

3. 제자가 되어 배움의 길로 들어서다

이후 저는 이도 선생님과의 더 특별한 인연인 제자의 연을 맺게 되었습니다.

2020년 초여름 아스트라제네카 코로나 1차 백신을 맞은 후 혈전으로 인해 심근염과 심근경색이 생겨 갑자기 스텐트를 삽입하고 진료하던 의원에서 퇴직하게 되었습니다.

심장재활을 위해 쉬던 중 괴산자연드림파크 내 의원에 청빙을 받아 2021년부터 근무하게 되면서 강세일 한의원장님을 만났는데 뜻밖에 이분께서 파동의학에 대한 남다른 열정을 가지고 계셨습니다.

1) 파동의학 초급과정 공부 : 마음으로 에너지 창조하기

강세일 원장님의 강권으로 인해 아내와 함께 3명이 2021년 가을부터 겨울까지 이도 선생님께 마음에너지 창조 초급(입문) 과정을 배우게 되었습니다.

침구학을 공부하면서 수없이 듣고 책을 읽으면서도 깨닫지 못했던, 정, 기, 신이란 생명에너지의 실체를 몸으로 경험하며 배울 수 있었습니다.

공부를 통해 땅에도 12정, 7기, 그리고 신, 영, 삼태극, 무극 등 여러 에너지장이 중첩적으로 펼쳐져 있다는 사실도 알았습니다.

땅의 혈과 에너지장이 우리 몸의 혈, 에너지장과 공명하고 영향을 끼친다는 사실도 몸으로 확인할 수 있었습니다. 신기했습니다.

입문과정 마지막 시간엔 마음만으로 내가 원하는 공간에 정, 기, 신에 해당하는 에너지장을 만들 수 있는 방법을 배우기도 했습니다.

이때 배운 에너지장에 대한 새로운 감각은 이후 의원을 개원할 입지를 고르거나, 이사할 집을 얻는 데 도움이 되었습니다. 이상하게 몸이 좋은 에너지장을 알아차리기 시작했기 때문입니다.

2) 선천8경맥 배우기

저는 의사, 강세일 원장님은 한의사였기에 파동치료에도 관심이 많았습니다. 그래서 〈선천경맥〉에 대한 공부를 2022년부터 시작했습니다.

12주 강좌였지만 거의 6개월 걸리는 긴 공부였습니다. 하지만 조금도 지루하지 않았습니다. 각 경맥의 한 혈 한 혈을 활성화시키고 몸으로 하나하나 경험하는 과정이었기 때문입니다.

기존 정혈들과는 약간씩 다른 위치의 혈들이었고, 혈을 활성화시키면 몸에서 혈 고유의 반응을 1분 후 느낄 수 있었습니다.

또한 경맥의 혈 전체를 모두 활성화시키고 나면(유주를 마치면) 에너지가 한 곳으로 모인다는 것도 경험할 수 있었습니다.

선천8경맥 수업은 몸의 혈이 공명하고 생명에너지가 활성화되면 저절로 치유가 일어난다는 사실을 경험하는 시간이었습니다.

공부는 힘들지만 늘 다음 공부가 기다려지는 행복한 시간이었습니다.

더 좋았던 점은 이 수업을 통해 저의 손가락이 혈과 공명하게 된 점입니다.

언제부터인지는 모르지만 혈 가까이에 가면 손가락이 반응했습니다. 손가락으로 혈의 위치를 비교적 정확히 찾을 수 있게 되니 공부가 더 쉽고 재미있어졌습니다.

이렇게 혈을 하나하나 공명시켜 그 효능을 제자가 실제 경험할 수 있는 방식으로 한의학 공부가 진행된다면 전 세계인은 한의학에 크게 매료되었을 것이란 생각을 해 봅니다.

하지만 혈을 공명시켜 몸으로 실제적인 효능을 경험하도록 도울 수 있는 스승이 없는 상태에서 제가 배웠던 침술은 정, 기, 신 같은 에너지장과는 동떨어진 학문이었습니다.

제게 침술은 환자의 몸에 침을 놓으면 신기하게 통증과 병증이 사라지는 신기한 마술과 같은 치료법이었을 뿐입니다.

반면 이도 선생님과 공부하면서 침과 혈, 파동과 공명, 마음과 생명에너지가 모두 치유의 관점에서 연결된다는 점이 이해되기 시작했습니다.

사실 선천8경맥을 배울 당시 저는 혈 하나하나의 효능을 모두 인지하진 못했습니다.

어떤 혈은 확실히 그 효능이 경험되었지만, 좀처럼 구분되지 않는 혈도 많았습니다. 반면 다른 원장님이 더 잘 느끼는 혈도 있었고요.

제자들이 모두 느끼지 못하는 경우엔 선생님이 직접 혈을 공명시켜 느낄 수 있도록 도와주었고 너무 어려운 혈은 선생님이 느끼는 것을 알려 주시면 받아 적기만 하기도 했습니다.

이럴 때가 정말 아쉬웠습니다. 내 몸으로 직접 느낄 수 있어야 그 혈을 진짜 아는 것이고 환자 치료에 적절히 활용할 텐데 하는 생각이 늘 맴돌았습니다.

나중에 알게 된 사실이지만 우리 몸은 남자와 여자의 혈이 반대로 기능한다는 특이한 점도 발견했습니다. 에너지장이 반대로 흐르는 것이죠.

3) 파동의학 중급과정 공부 : 생명에너지와 하나 되기

선천경맥 중 하나를 배우면 혈자리를 정확히 익히기 위해, 집에 도착하는 즉시 혹은 다음 날 근육학 그림을 펼치고 어느 근육 혹은 근막인지 위치를 확인하는 게 일이었습니다.

저와 다른 원장님의 몸에 표시된 혈 사진을 찍고 비교하면서 혈 위치를 확인하고 나면 밤마다 아내의 몸에서 혈 위치를 확인하고 공명을 시켜 반응을 보았습니다.

예민한 아내는 나보다 더 반응을 잘하기에 혈 위치와 효능을 확인하는 데 도움이 되었고, 아내는 당신의 몸이 반응하면서 건강해지는 것을 즐겼습니다.

하지만 저의 몸으로 경험하지 못한 혈이 더 많기에 혈을 치료에 적응하는 데 어려움이 많았습니다. 그래서 중급과정에 대한 갈증이 생겼습니다.

드디어 중급을 공부할 3명이 모였고 2023년 9월부터 3개월간 공부가 시작되었습니다.

중급과정은 초급과정에서 배운 12정, 7기, 신, 영을 뛰어넘는 고급 에너지장에 대해 배우는 공부입니다.

초급과정이 자아 상태에서 에너지장을 판단 분별없이 '마주하는' 것이었다면, 중급과정은 더 순수한 에너지장과 '하나 되는' 공부였습니다.

자신이 '자아'를 초월할 수 있는 존재라는 영적 자각이 생겨야만 순수한 에너지장을 만날 수 있고 하나 될 수 있었습니다.

이 공부를 한 후 생긴 장점은 제가 이전에 배웠던 선천경맥 혈들을 더 잘 인식할 수 있고, 더 높은 레벨의 에너지장 상태에서 공명할 수 있게 되었다는 점입니다.

선천경맥의 혈을 공명해도 느끼지 못하던 때의 갈증이 대부분 해소되는 쾌감이 정말 컸습니다.

이젠 항암치료 후 생명에너지가 완전 고갈된 환자가 오면 정맥, 기맥, 신맥의 혈을 공명 활성화시킨 후 치료를 시작합니다.

항암치료를 받으면 환자의 몸은 1주일간 매일 나빠집니다. 항암제가 골수와 혈액세포, 면역세포를 공격하면 이들 세포들이 죽거나 무력해지기 때문입니다.

이렇게 생명에너지가 고갈된 상태가 되면 면역수액, 고용량비타민C 정맥주사를 놓을 때 혈관이 숨어 버리고, 혈관벽은 약해져 잘 터지곤 합니다.

하지만 선천경맥의 정, 기, 신맥의 혈 중 몇 개를 공명시켜 인체 생명에너지장을 활성화시키면 숨었던 혈관이 올라오고 탄력을 얻게 되어 고농도 비타민 수액이 통증 없이 잘 들어갑니다.

이전까진 항암치료를를 받고 있는 4기와 말기 암환자를 치료하는 데 많은 제약이 있었지만 지금은 많이 해소되었습니다.

4. 기존 침 치료법과 다른 점

1) 침 자입보단 공명이 우선

침술은 기본적으로 혈을 공명시키는 방식으로 작용합니다. 선천경맥도 침을 놓으면 공명합니다.

하지만 이도 선생님은 기존 침법과 다른 방식으로 활용하는 걸 권장하고 있습니다.

침 자극에 의한 단순 공명보단 에너지를 동반한 공명이 더 효율적이기 때문입니다. 그래서 별도로 만든 에너지바 혹은 약침으로 공명하고 있습니다.

2) 사법, 보법 구분 없는 치료

너무나 쇠약해진 환자에게 기존 침을 놓으면 더 악화되는 경우가 많았습니다. 침법이 기본적으로 사법이기 때문입니다.

하지만 이도 선생님이 가르쳐 주신 파동에너지 공명 방식의 혈치료는 환자를 악화시키는 일이 없습니다.

양자파동의학적 치료는 침구학에서 말하는 '사법'과 '보법'이 따로 존재하지 않기 때문입니다.

3) 남녀 구분 치료

이도 선생님의 선천경맥은 음과 양을 구분하는 한의학과 동양철학과 비슷합니다. 그래서 남과 여를 치료할 때 양맥과 음맥을 구분해야 합니다. 반대로 치료하면 치료효과 대신 불편감만 심해집니다.

다행스러운 것은 음맥과 양맥이 구분되어 있어 사용이 어렵지 않다는 점입니다. 남녀를 구분해 적용하기만 하면 혈이 공명하고 치유가 일어납니다.

4) 음, 양 그리고 중

하지만 차이가 있습니다. 선천경맥엔 음, 양 이외에 '중'이란 성격의 에너지도 있습니다.

중 에너지를 가진 혈은 남녀 모두에게 유익하게 반응합니다.

5. 생명에너지장의 중요성

저는 어려서 인삼의 도움을 크게 받은 바 있습니다.

태음인 체질로 폐 기운이 약했던 저는 가난했던 어린 시절 감기를 달고 살았습니다.

그런데 녹용과 인삼이 들어간 한약을 반제 먹은 후 10년 이상 감기조차 걸리지 않는 몸이 되었습니다.

현재도 인삼을 간혹 챙겨 먹지만 당시와 같은 효능은 일어나지 않습니다. 40년 전에 비해 십 분의 일 정도의 효능감에 지나지 않습니다.

뭐가 변한 걸까요? 한약? 내 몸? 지금 생각해 보면 한약의 에너지장과 내 몸의 에너지장이 모두 약해졌거나 변형되었지 않았을까 하는 생각을 해 봅니다.

이전에 먹은 한약제는 내 몸의 생명에너지장을 충분히 공명시켜 치유로 이끌었는데 지금은 공명시키지 못하는 것 아닐까요. 단지 유효 영양성분이 몸에 들어와 기능할 뿐이란 생각입니다.

이도 선생님은 각 혈의 음, 양, 중 같은 에너지의 성격뿐 아니라 에너지 레벨도 가르쳐 주셨습니다. 당시엔 그 가치를 이해하지 못했지만 지금은 어렴풋이 이해합니다.

선생님 말씀에 따르면 선천혈의 에너지 레벨은 기존 혈보다 높습니다. 기존 혈을 침 자극하는 정도로는 혈의 에너지를 충분히 공명시키지 못하는 것 같습니다.

이도 선생님이 제 몸의 혈을 공명시킬 때에 비해 제가 스스로 공명시키면 느낌이 약합니다.

마찬가지로 어려서 먹은 인삼에 비해 최근 대량 재배된 인삼은 혈을 공명시키는 능력이 약할 것 같다는 생각을 합니다. 인삼이 자라는 땅의 에너지장이 약해졌기 때문이죠.

초급 공부한 수준에서 혈을 공명시킬 때보다 중급을 마친 지금 환자의 혈을 공명시키면 환자의 반응이 다르단 점을 느끼고 있습니다.

제가 더 높은 에너지장 상태에서 혈을 공명시키기 때문일 것으로 생각합니다.

6. 미래 양자파동의학 시대가 도래합니다.

저는 지금이 양자파동의학이란 새 시대가 열리는 때란 생각을 하고 있습니다.

고대의 선인이 열었던 한의학이 파동의학의 시작이었다면 이젠 더 순수하고 높은 수준의 파동의학이 새천년을 이끌 시기가 왔다고 생각합니다.

장수 시대이기 때문입니다. 급성 감염성 질병보단 유전자 변이에 따른 만성 면역저하 혹은 기능 저하 질환이 더 중요한 시대입니다.

양자파동의학적 관점에서 보면 암은 마이너스 15레벨 극음 에너지 질병입니다. 이를 치료하려면 플러스 15레벨 이상의 극양 순수에너지가 필요합니다.

돌연변이 암 유전자를 치료하는 정밀의학 치료법이 나날이 발전하고 있지만 한계도 분명합니다. 좋은 결과를 내지 못하는 경우가 월등히 많습니다.

저는 환자의 생명에너지장을 활성화시켜 주는 양자파동치료가 도와준다면 그 한계를 뛰어넘을 수 있을 것이란 생각이 듭니다.

실험실에선 성공한 치료방법이 환자의 몸 안에서 좋은 결과를 내지 못하는 이유는 생명에너지장이 비활성화되었기 때문이란 판단입니다. 이를 해결할 방법은 양자파동입니다.

암을 치료해도 재발과 전이를 막지 못하는 것 역시 환자 몸의 생명에너지장이 손상되고 왜곡되었기 때문이라 생각합니다. 역시 양자파동이 도울 수 있을 것입니다.

또 생각해 보세요. 50세 이상부터 인간의 인지기능과 신체기능은 빠르게 퇴화됩니다. 퇴화된 기능 상태로 100세 이상을 산다는 건 축복이 아닐 것입니다.

저는 양자파동치료가 나이 들면서 퇴화하는 유전자와 인체 기능을 멈추게 하거나 젊어지도록 되돌리는 데 일조할 수 있을 것으로 기대합니다.

생명에너지장이 젊고 건강해지면 그 안에 있는 유전자가 퇴화하거나 병들 이유가 없을 테니까요.

선생님 말씀에 따르면 인체의 혈 중엔 현재 밝혀진 365혈보다 더 높은 에너지 수준의 혈이 무수히 존재합니다. 이 혈을 찾아낼 사람이 없기에 한의사도 모르고 있는 것입니다.

더 고급 생명에너지장을 가진 혈들을 공명시켜 활성화할 수 있다면 누구나 건강하게 150세 이상 사는 것도 가능할 것으로 저는 기대합니다.

7. 인공지능 시대 : 새로운 의료인

이런 영역의 진보는 인간의 높은 IQ(지능)만으론 가능하지 않습니다.

사실 지금도 인간의 IQ보단 인공지능 IQ가 훨씬 높을 것이 분명합니다. 더 이상 머리가 좋은 것만으론 의사가 되긴 어려울 것으로 예측됩니다.

이제껏 높은 인간 지능이 인류의 발전을 앞당겨 왔지만 앞으론 거의 모든 영역에서 인공지능이 인간을 압도할 것이 분명해 보입니다.

그래서 저는 미래 의료인의 자질도 지적진화보단 영적진화가 결정할 것이란 생각을 합니다.

더 높은 에너지 수준의 혈과 공명할 수 있고, 그 혈을 자유자재로 운용할 수 있는 의료인이 경쟁력을 가질 것입니다.

저는 더 많은 의사와 한의사분들께서 이도 선생님과 공부할 기회를 얻었으면 좋겠습니다.

지금의 의학지식으론 곧 닥칠 미래의학 변화를 감당할 수 없게 될 것입니다.

현재완 다른 방식(양자파동)으로 난치성 환자를 치료할 의료인이 필요합니다. 의료인이라면 이것이 진짜 기회일지 알기 위해 직접 공부해 보고 판단해야 한다고 생각합니다.

더 나아가 저는 현세대와 다음 세대 의료인을 양성할 수 있는 역할도 우리나라가 감당할 운명이길 원합니다.

양자파동의학을 이해하고 잘 활용하는 의료인이 많아지면, 더 높은 수준의 양자파동의학용 검사기구와 치료 기계도 개발되어야 할 것입니다.

이를 위해 이도 선생님과 같은 수준의 초정밀 생명 에너지에 대한 높은 민감성을 가진 많은 인재가 한국에서 많이 나왔으면 좋겠습니다.

양자파동의학의 진보를 위해 아직 연구하고 발견해야 할 것들이 많을 테니까요.

같은 혈을 공명시켜도 남과 여 성별에 따라 정반대로 에너지장이 작용한다는 사실을 모른 채 치료한다면 역효과가 날 수 있을 테니 정확한 연구는 필수입니다.

〈선천경맥〉을 이 세상에 처음 글로 소개하는 이 책이 더 많은 의료인의 손에 들려 읽히길 기대하며 추천의 글을 씁니다.

2024년 6월 분당연세진의원

서재건 원장

先天之
精氣神의
脈과 穴

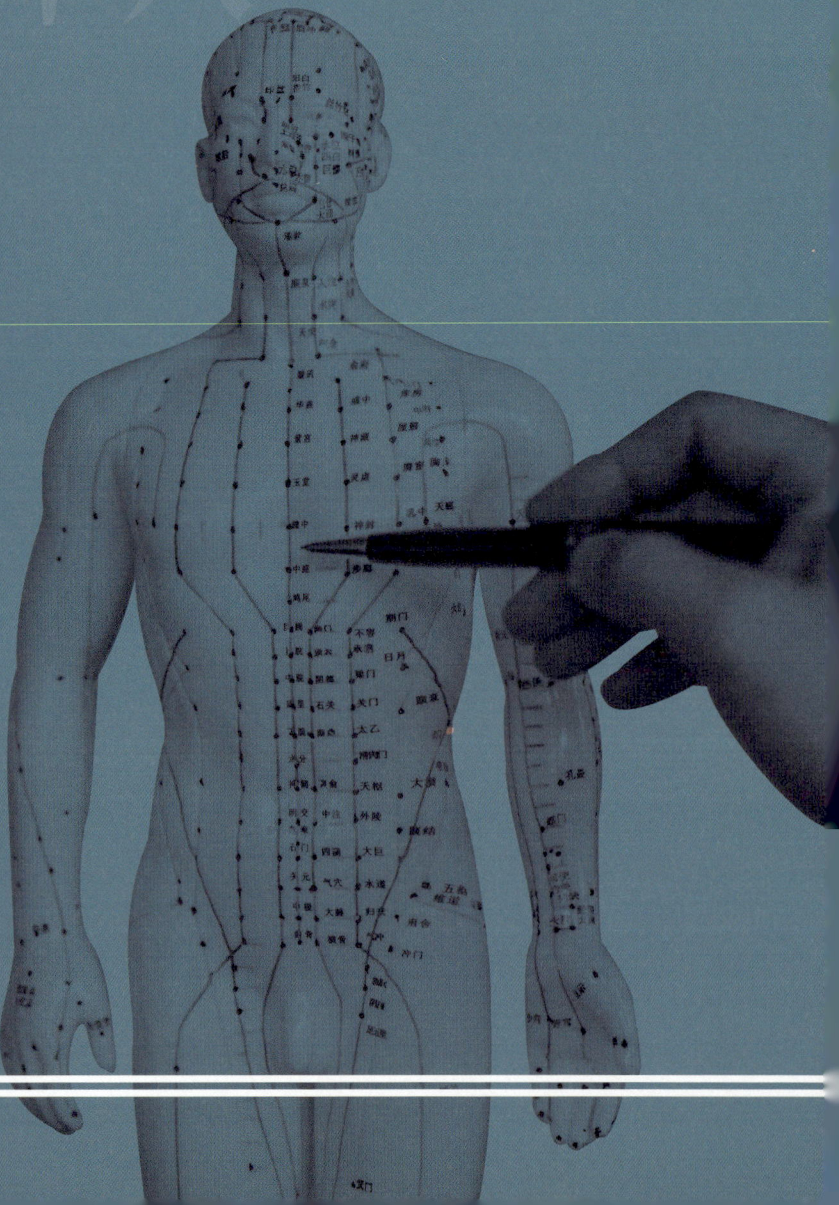

총론

1.
동서양의 자연 원리

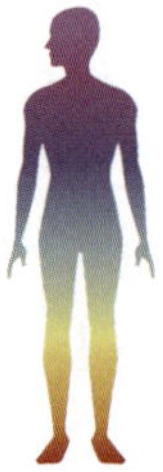

인류는 약 200년 전부터 과학을 발전시켜 놀라운 물질문명을 일구어 내었다. 전자기와 화학 입자에 대한 발견과 적용은 인류를 새로운 세계로 인도한 것이다. 나아가 과학은 물질이 에너지임을 증명하고 물질을 이루는 입자가 동시에 파동성을 갖는다는 입자와 파동의 이중성을 증명해 내었고 심지어는 단백질을 구성하는 아미노산으로 이루어진 균 또한 파동성을 갖는다는 것을 증명하기에 이르렀다(2019년 MIT).

광자를 비롯한 전자, 양성자 등의 소립자나 아미노산도 입자와 파동의 이중성을 갖는 것이다. 그런데 이러한 파동은 다 같은 것인가? 아니면 서로 다른 것인가? 아직 현대 과학은 이에 대해 접근하지 못하고 있다.

한편 동양에서는 오랜 과거로부터 기(氣)로 대표되는 미세에너지의 세계를 기반으로 하는 문명을 일구었다. 이러한, 미세에너지에 대한 동양의 과학과 철학은 사실상 우주 창조의 원리이다. 무극에서 삼태극 혹은 태극이 나오고 태극에서 음양이 다시 음양에서 사상(四象)이 나온다는 철학과 원리이며, 한국의 민족 경전 《천부경》의 내용은 숫자로 우주 생성의 원리를 표현하는데, 이러한 내용들은 물질적인 내용에서 출발하는 것이 아니라 보이지 않는 파동에너지를 중심으로 한다.

동양에서 발전시켜 온 이러한 원리는 관념적 사유의 결과가 아니다. 실제로 자연을 면밀히 관찰하고 거기서 공통의 원리를 발견하여 실제에 적용해서 그 유산이 전승되어 온

것이다. 한의학의 원리도 그러한 것 중 하나이다. 다만, 관찰과 증명과 보편성에 대한 방법론이 현재의 과학과는 다르다. 자연에 존재하는 어떤 현상을 오감과 육감(몸과 마음)으로 체감하고, 누구든지 이 현상을 겪는지, 의학적 차원에서 동일한 병에 대해 일관적인 효과가 있는지에 대한 검증을 통해 이루어졌다.

동양의 파동과 에너지의 세계는 관념적인 것이 아닌 약간의 교육만으로 자연에서 누구나 발견할 수 있는 '실제'에 대한 내용이다. 객관적이고 구체적인 동양의 파동 원리는 앞으로의 과학이 보다 더 진실에 접근할 수 있도록 도울 수 있을 것으로 생각한다. 입자가 파동성을 가지며 그 파동이 무엇인지 규명이 된다면 과학은 입자인 물질의 세계뿐만 아니라 그 입자를 이루는 또 다른 진실의 세계인 파동의 세계를 알게 되기 때문이다. 만일, 소립자들의 파동이 서로 어떻게 다른지 알게 된다면 인류는 물질을 창조해 내는 또 다른 수준의 시대를 맞이하게 될 것이다.

본 책은 아직 세상에 알려지지 않은, 아니 어쩌면 잊힌 경맥과 경혈에 대한 내용으로, 미세에너지 세계에 대해 혈을 중심으로 간략히 소개하고 있으며 에너지를 연구한 과학적 실험을 근거로 과연 혈이 무엇인지 구체적으로 설명하고자 한다.

2. 에너지장(혈)

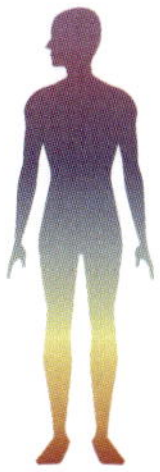

2-1 궁극의 에너지장

동양에서는 물질 중심이 아닌 보다 근원적인 에너지 현상에 주목했다. 에너지와 에너지 흐름의 관점에서 인간을 우주와 대응 관계를 갖는 소우주로 인식한 것이다. 그렇다면, 우주에 대한 이해도 동시에 가지고 있었던 것이다.

사람의 몸에는 지구와 태양계 수준의 에너지 외에도 우주의 근원에서부터 수많은 우주의 에너지들이 존재하고 있다. 그러나, 이러한 몸속에서의 에너지는 우주와의 연결을 통한 존재이다. 이러한 에너지는 사람의 몸에 경혈이라는 특정한 정보를 가진 구형의 회전하는 에너지장으로서 존재한다. 다만, 그것이 활성화되는 것은 다른 이야기이다.

티베트 밀교 수행이나 한국의 선도 수행 체계에선 경락의 수가 5만 개가 있다고 하니 그 경락을 따라 존재하는 혈의 수는 상상하기 어렵다. 정말로 많은 경혈이 존재하는 것이다. 지구적 수준의 에너지장인 12경락의 혈들, 태양계 수준의 에너지장인 임독맥의 혈들 이외에도 보다 고차원적인 혈들이 존재한다.

우리의 몸 안에 우주의 근원이 있다고 하면 믿기 어려운 일일 수 있다. 그러나, 수많은 성인들은 모두 "천국은 너희 가운데에 있다", "우리 안에 계신 성령의 성전이 되었고(고전 6:19)"처럼 자신의 내면에서 진리를 찾으라고 설파한다. 헤카시즘의 신학자 성 그레고리오스 팔라마스도 우리의 몸 안에서 성령과 하느님을 찾아야 한다고 한다.

12세기 고려시대의 유명한 선승인 보조국사 지눌은 불성의 소재 또는 거처가 사람의 몸에 있다고 그가 저술한 《수심결(修心訣)》에서 밝힌다.

問若佛性 現在此身 旣在身中(문약불성 현재차신 기재신중)
不離凡夫 因何我今 不見佛性(불리범부 인하아금 불견불성)
更爲消釋 悉令開悟(갱위서석 실령개오)

묻다. "만약 불성이 지금 이 몸에 있다고 한다면, 이미 이 몸 안에 있으므로 범부를 떠난 것이 아닌데 어째서 저는 지금 불성을 보지 못합니까. 다시 해석하여 속속들이 깨닫도록 해 주십시오."

答在汝身中 汝自不見(답재여신중 여자부견)

답하다. "그대 몸에 있는데도 그대 스스로가 보지 못할 뿐이다."

그러나 몸에 있다고 해서 물질적인 것은 아니다. 근원에서 나오는 미세에너지장의 형태로 존재할 뿐이다. 그것은 궁극적인 모든 에너지를 포함하는 혈의 형태로 존재하는 것이다. 지금 여기서 설명하고자 하는 것은 인류 최초로 미세에너지장인 혈의 성질과 특성을 밝히는 것이다. 우리의 마음은 눈으로 보이는 온갖 색과 형태, 귀에 들리는 온갖 소리, 맛과 느낌, 그리고 그로 인한 좋고 싫음의 감정으로 가득 차 있는데, 온갖 욕망을 멀리하고 근원을 알기는 쉬운 일은 아니다. 하지만, 분명 우리의 몸에는 우주 중심과 같이 근원이 존재하며 우주의 수많은 에너지들이 존재한다. 그것은 어떤 은하의 에너지장일 수도 있고 블랙홀의 에너지장일 수도 있고 밤하늘에 뜬 별의 에너지장과 같을 수 있다.

그런데, 이러한 에너지장인 '혈'은 사람의 몸에만 있는 것이 아니며 지구에도 인간의 수보다 많은 수많은 혈들이 있다. 각각의 혈들은 각기 다른 수준과 각기 다른 정보를 가지고 있다. 에너지적으로는 온 우주도, 은하도, 태양계도, 지구도, 사람도, 하나의 혈이며 또한 지구에도, 사람 몸에도, 동물, 식물에도 혈이 있으며 하나의 분자, 원자 심지어 전자, 양성자, 중성자 쿼크에도 혈들이 있다고 지각 인지한다. 물질은 물질 수준에 따라 각각 수많은 혈의 에너지장으로 구성되며 독립된 물질을 이루면 그 물질은 또한 그 물질의 특성에 따른 파동을 만들어 낸다. 물질파가 그것이다.

이러한 수많은 에너지장의 지각과 인지의 훈련 및 공부, 그리고 에너지의 취득 또는 복제를 가장 용이하게 하는 것은 지상에 있는 혈이다. 이러한 지각과 인지는 우선 몸에 있는 혈의 이해를 쉽게 한다.

일반적인 혈의 형태와 종류에 대해서는 뒤에서 자세히 설명하고 여기서는 우주의 근원과 우주 전체의 에너지를 지상에 펼치고 있는 궁극의 에너지장이 있는 장소와 그 에너지를 개괄적으로 소개하고자 한다. 이에 대한 우선적인 이해는 하위 레벨의 에너지장을 이해하는 데 도움이 될 것이다.

우선 대표적인 장소로는 예루살렘과 인도이다. 우리가 역사적으로 아는, 성인이 나고 활동한 지역이다. 전 세계에 이런 장소가 더 없는 것은 아니지만 이 책이 의학 서적이므로 간단히 두 지역만 소개하겠다. 첫 번째로 이스라엘의 베델과 예루살렘은 궁극적인 에너지장이 있는 곳이다. 또한, 석가모니 부처님이 활동한 인도의 성지도 궁극의 에너지장을 발견할 수 있다.

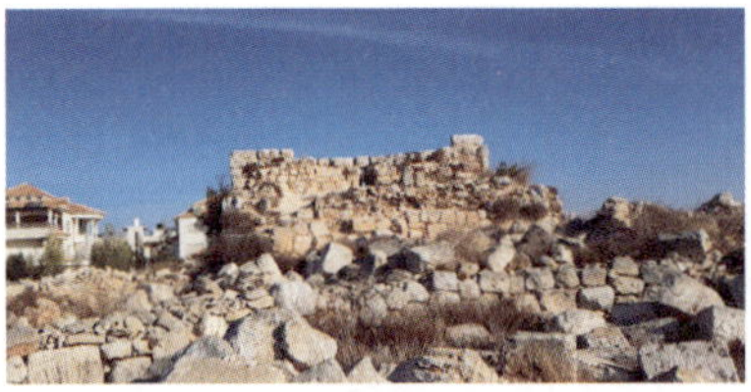

베델

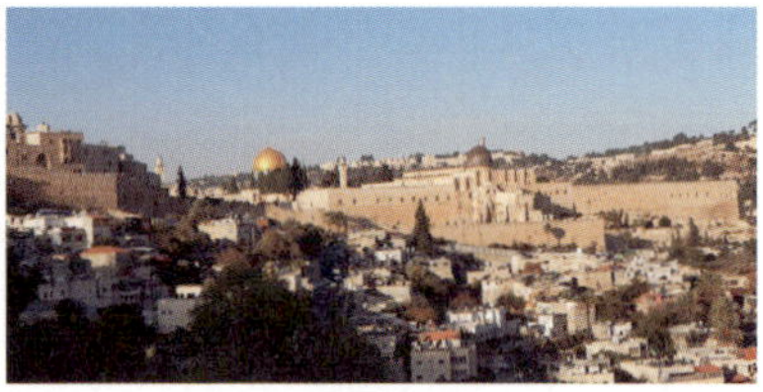

예루살렘

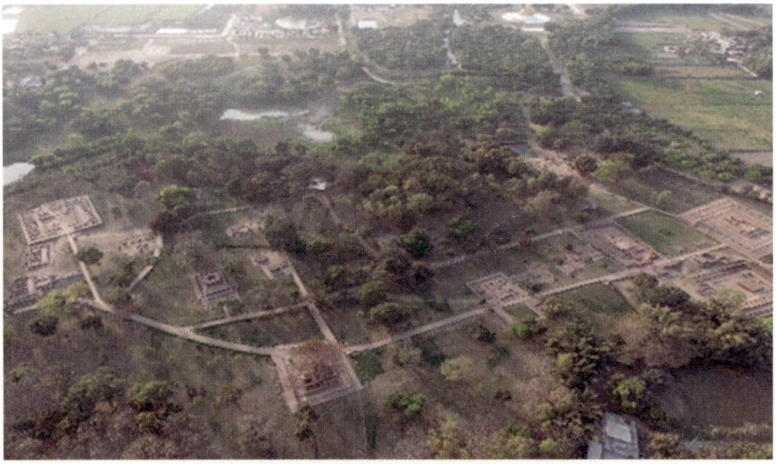

석가모니가 머물렀던 인도의 죽림정사

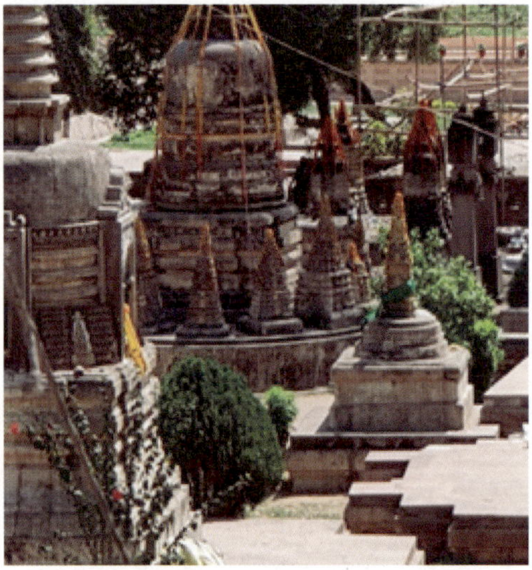

인도 보드가야 석가모니의 성도지

시간과 공간이 다른 두 지역이지만 동일한 에너지장을 발견할 수 있다. 이러한 에너지장은 오랜 세월 아무도 공명하지 않아 굉장히 축소되어 있으나 마음으로 공명시키면 그 범위가 2km에 이를 정도로 크다.

그러면 이러한 에너지장은 어떻게 구성되어 있을까? 에너지장은 구형을 띄며 양파 껍질처럼 단계를 가지고 있다. 이를 평면적으로 보면 동심원 구조를 가지고 있다고 보면 된다. 가장 중심은 어떤 상태인가 말로 형언하기 힘들다. 아니 말이 끊어져 버린다. 돌이켜 표현한다면 사람의 일반적인 의식으로는 아무것도 없다고 인식된다. 그러나, 그 중심과 하나가 되면 아주 밝고 허공 같은 각성만이 존재한다. 파드마삼바바의 표현을 빌리자면 '스스로 밝고 투명한 각성'이다. 아주 밝은 고도의 각성 상태와 잠잘 때 내가 있는지 없는지 모르는 상태와 비슷한 완전한 적멸을 넘어 그 둘이 합쳐진 밝고 완전히 꺼진 허공의 상태라고 설명할 수 있다. 하나가 된다는 것은 마음으로 하나가 되는 것이다. 마음은 늘 대상을 취한다. 그런데, 마음이 욕망의 세계를 벗어나 더 높은 세계를 취하면 마음은 보다 높은 경지의 마음이 된다. 부처님의 경전을 이해하기 쉽게 논한 〈아비담마〉에서는 마음이 찰나에 하나의 대상만 취하는데 욕계를 넘어 색계, 무색계 등 보다 높은 차원의 대상을 취하면 거기에 따라 마음의 경지가 달라진다고 한다. 이러한 궁극적인 세계의 코어는 12개의 부수적인 장을 갖는다. 이 장에 대한 설명은 생략한다. 이후의 장을 설명하면 다음과 같다.

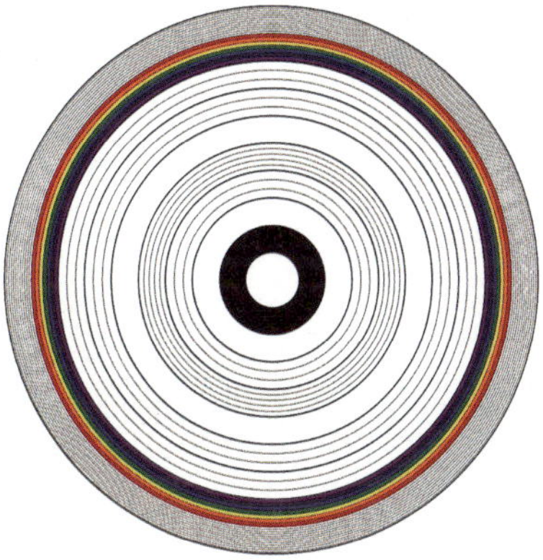

0: 중심

1: 공의 세계

여기는 텅 비어 허공같이 존재한다. 여기서의 공은 물질세계와의 대별로서의 공이다. 허공의 에너지장 안에도 공성과 지복이 결합한 상태 등의 단계가 있다. 에너지를 마음으로 취해 하나가 되어 보면 불교의 무색계 '사선정(四禪定)'의 단계가 포함되어 있음을 알 수 있다.

2: 소적광의 세계

이 단계부터는 물질세계의 시작이다. 여기는 마음이 절멸되는 듯한 적멸과 아주 밝은 각성의 상태가 결합된 상태이다. 이후 그 밝음과 적멸의 상태가 교차하면서 펼쳐진다. 빛과 어둠의 상태가 펼쳐진다.

3: 천(天)의 세계

이 단계부터는 마음의 상태와 더불어 몸에도 반응이 일어난다. 앞선 적광의 단계에서도 몸에 반응이 있으나 전반적인 반응이고 이 단계에서의 에너지는 보다 구체적으로 작용한다. 세 단계가 있으며 상위로부터 하단전, 중단전, 상단전에 반응한다. 상단전에 반응이 오면 의식이 아주 명료해지며 중단전 에너지상태에서는 은은한 행복감이 온다. 그리고, 하단전 에너지 상태에서는 하단전과 몸에 강력한 힘을 느낄 수 있다. 이러한 세 단계 에너지의 결합은 마음의 적멸의 상태로 이끈다.

4: 지(地)의 세계

여기의 에너지는 모두 다섯 가지로 나누어진다. 우리는 이 단계를 하위 단계에서부터 11레벨에서 15레벨로 부른다. 14레벨은 다시 하단전, 13레벨은 중단전, 12레벨은 상단전에 작용한다. 가장 높은 에너지인 15레벨은 땅의 레벨에서의 상·중·하단전이 모두 결합한 상태로서 온몸이 하나의 단이 된다. 11레벨은 다음 단계인 인(人)의 세계의 마지막 10레벨에서 의식의 확장이 멈춘 상태이다. 생각도 멈추고, '모르는 마음'의 상태가 시작되는 단계이다.

5: 인(人)의 세계

(1) 지극한 행복의 레벨(10레벨): 이 에너지 상태는 개체적 내가 사라지고 만물이 다 하나가 되어 모두가 나와 같이 느껴지는 지극한 행복의 상태이다. 상하의 영(靈)에너지가 모인 중영이 발아해 최초로 심장이 확 열리며 확대되어 가면서 뇌하수체를 각성시켜 환희심(歡喜心)으로 몸과 마음이 확장되고 밝아져 행복한 상태에 이른다.

(2) 영(靈)에너지(9레벨): 상영, 중영, 하영 세 레벨의 에너지 상태가 있다. 선도에서 원신이라고 하는 것과 같다. 개체적 사람을 구성하는 최초의 에너지로, 상단전에 작용하는 상영은 어머니로부터 하영은 아버지로부터 그리고 중영은 난자와 정자가 결합할 때 하늘로부터 빛으로 내려온다. 주역의 괘상(卦象)으로 치자면 소괘(小卦)를 구성하는 개별적인 하나의 효(爻)에 해당하며 만물의 씨앗이라 할 수 있다. 이러한 영(靈)에너지가 지상에 펼쳐진 곳을 찾아가면 보통 영험한 기도터가 존재한다. 중영의 경우 간절한 마음을 가질 때 가슴 중심으로 에너지가 모이는 느낌과 비슷하다.[1]

(3) 신(神)에너지(8레벨): 신은 '밝음'을 뜻하는 것으로 가슴 상부에서 얼굴과 머리 전체에 작용하며 의식이 밝아지고 스트레스 우울 등 부정적 감정의 정화, 심리치료에 도움이 된다. 이러한 신에너지도 음·양·중 세 종류가 펼쳐진다.

(4) 기(氣)에너지(1~7레벨): 기 레벨의 에너지장은 총 7개의 에너지장을 가진다. 각각의 에너지장은 신체의 각각의 차크라에 작용하여 차크라를 활성화한다.

(5) 정(精)에너지: 정에너지의 종류는 아주 많아 분류가 어렵다. 다만, 정에너지장은 12개의 서로 다른 에너지를 가진다. 이 에너지는 매우 물질적이며 매우 약한 전자기장과 같은 느낌이며 파동의학에서 말하는 자전자기장이 형성된다.

---

1. 생명체엔 최소 1개 이상의 영에너지가 있다. 돌고래는 2개의 영이 있고, 사람은 음·양·중 3개의 영이 있으며, 식물 중 산삼도 3개의 영이 있어 삼영초라고 불린다.

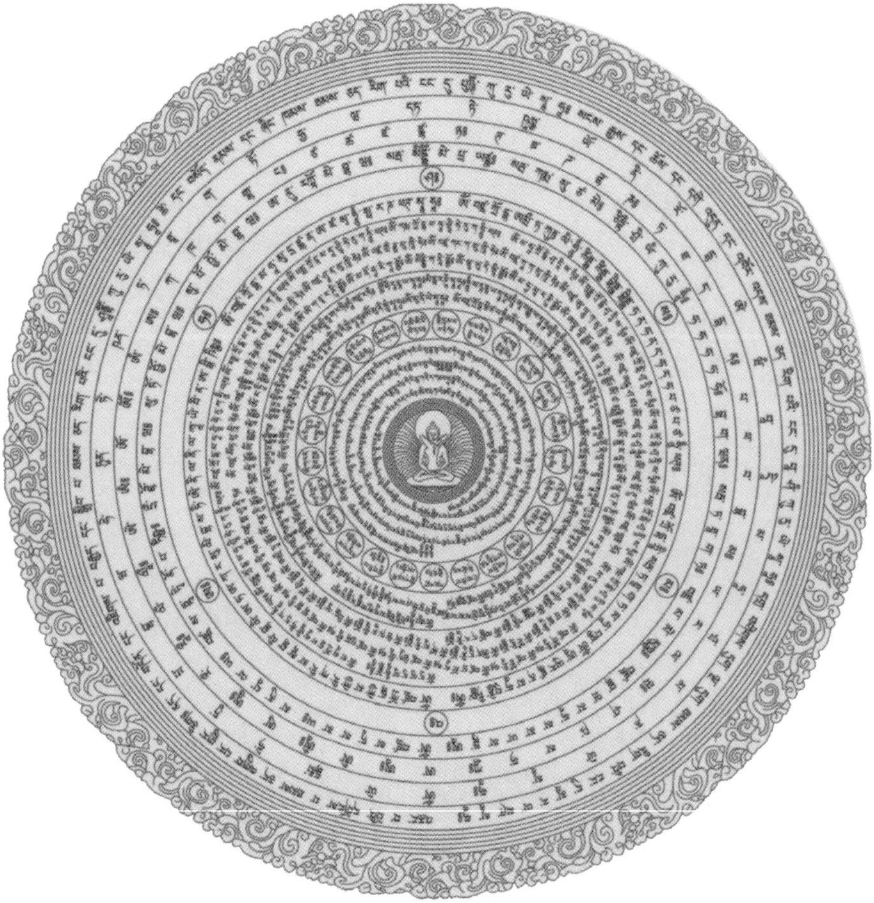

신지학이나 파동의학에서 이야기하는 에테르체, 아스트랄체, 멘탈체, 코잘체는 여기서 말하는 정기신영의 에너지와 같다. 다만, 이러한 체는 몸 전체의 에너지장을 말하는 것으로 그 성격은 같다. 이는 몸 전체를 하나의 혈의 에너지장으로 보았을 때 파악된다.

이 궁극의 에너지장에 대해 영성적인 내용을 조금 설명하는 것도 나쁘지 않을 것 같아 두 가지만 설명해 본다. 그림을 보면 티베트의 딱돌과 같은 에너지장임을 알 수 있다. 딱돌은 접하거나 느끼는 것만으로 해탈에 이를 수 있다는 것으로, 티베트에 불교를 전하고 현생 부처로 받들어지는 파드마삼바바가 후세의 사람들을 위해 히말라야의 깜뽀다르 설산에 비밀스럽게 감추어 두었던 것이다.

한반도의 한민족에게 내려오는 풍류라는 말은 《삼국사기》 진흥왕조에 화랑제도의 설치에 관한 글 가운데 나온다. 그 글은 최치원(崔致遠)이 쓴 〈난랑비서문(鸞郎碑序文)〉을 인용한 것인데 내용은 다음과 같다.

> 나라에 현묘한 도(道)가 있으니 이를 풍류라 한다. 이 교(敎)를 베푼 근원에 대하여는 《선사(仙史)》에 상세히 실려 있거니와, 실로 이는 삼교(三敎)를 내포한 것으로 모든 생명과 접촉하면 이들을 감화시킨다(國有玄妙之道 日風流 設敎之源 備詳仙史 實乃包含三敎 接化群生).

본질적으로 풍류란 생명의 바람을 뜻한다. 인간이 하는 행위를 뜻하는 것이 아니고 인간 등 생명이 접촉할 수 있는 대상을 말하는 것이다. 자연에 존재하는 수준 높은 에너지장을 접하면 모든 사람들이 감화되어 최종적으로는 천인합일(天人合一)의 깨달음을 얻을 수 있는 것이다.

2-2 일반적인 에너지장 혈

위에서 설명한 궁극의 에너지장을 비롯해 지상과 사람의 몸에는 수많은 종류의 에너지장이 존재한다. 에너지장인 혈 중심이 천(天)의 세계에서 펼쳐지는 혈도 있고 지(地)의 세계에서 펼쳐지는 것도 있으며 인(人)의 세계(10레벨, 9레벨, 8레벨, 7레벨…)에서 펼쳐지는 등 수많은 종류의 에너지장이 있다. 그리고 이 에너지장들은 모두 음·양·중의 세 가지 종류를 갖는다. 그리고, 같은 레벨에서 출발하고 같은 양, 혹은 같은 음이라 하더라도 그것이 가지는 정보가 다르다. 그러면 왜 그 정보가 다를까?

사람의 12경락에 존재하는 혈은 98% 9레벨, 영의 레벨을 중심으로 하고 나머지는 10레벨을 중심으로 한다. 땅의 에너지장은 97% 이상이 7레벨, 기에너지를 중심으로 펼쳐진다.

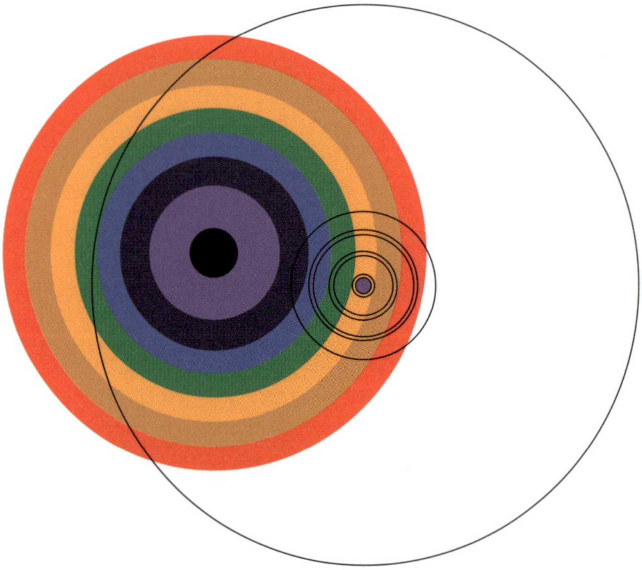

12경락에 존재하는 혈의 모습이다. 개체적 영을(9레벨) 중심으로 에너지장이 펼쳐진다. 태양과 땅의 에너지가 결합한 빛의 에너지장에 또 다른 빛인 별의 에너지장(작은 원)이 결합하는 모습이다. 두 에너지장의 결합은 검은 넓은 단일 선으로 표시된 정에너지의 장을 만들어 낸다.

땅의 일반적인 혈의 모습을 보자. 땅의 에너지장도 음·양·중 세 종류가 있으며 각 혈들은 모두 7개의 레이어를 갖는다. 각각의 레이어는 인간의 차크라에 해당하는 에너지를 가지고 있다. 다만, 그 순서가 다르다. 땅의 에너지장의 차크라는 인간의 1-2-3-4-5-6-7 차크라에 대응해 1-3-2-5-6-4-7의 순서를 가진다.

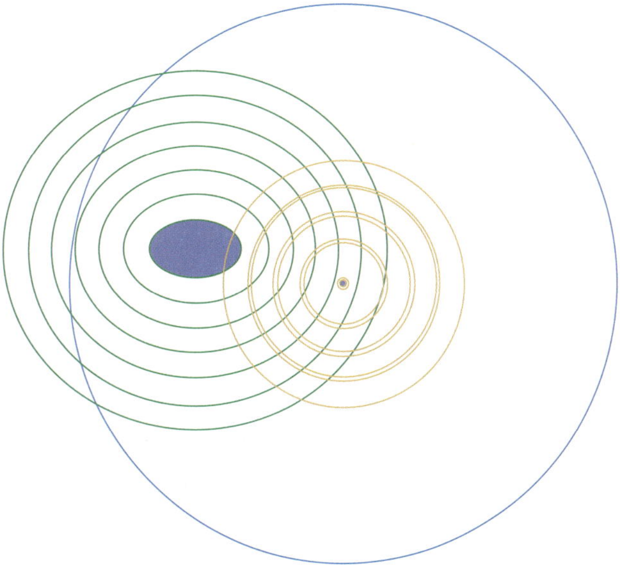

땅의 에너지장의 모습이다. 사람의 혈과 다른 점은 땅의 에너지장 중심이 7레벨로서 전체 일곱 개의 라인을 가지는 것이다.

그런데, 이러한 혈은 어떻게 생성될까? 사람의 몸에 경락이 있듯이 땅에도 에너지 라인이 지나간다. 에너지맥이 흘러가는 중간중간 태양에너지가 몰려 내려오고 직진하는 두 선의 에너지 라인이 결합해서 둥근 회전하는 에너지장을 만들어 낸다. 그리고, 그 구형의 에너지장은 단일한 에너지가 아니라 서로 다른 층위의 에너지를 만들어 낸다. 그 다른 층위의 에너지 레이어들은 중심을 제외하고 그 간격이 균일한데, 다른 레이어보다 1.5배인 레이어가 대부분 하나씩 있다. 만일, 3번 차크라에 해당하는 레이어의 범위가 넓다면 그 혈은 인체로 보면 상복부에 영향을 주는 경향성을 가지는 에너지장이 된다.

그러면 상복부에 해당하는, 레이어가 넓은 혈들은 모두 같은 정보를 가진 혈일까? 하지만 상복부 3번 차크라 경향성을 가진 혈 중에서도 어떤 혈은 위에, 어떤 혈은 간에, 어떤 혈은 비장에 구체적으로 작용하는 경향성을 갖는다. 그 이유는 태양과 결합하여 회전하는 에너지장 위에 다시 하늘에서 내려오는 별에너지가 결합하는데, 이 별에너지가 그 혈이 가지는 정보를 최종적으로 결정한다. 기 수준의 에너지장과 결합하는 별에너지의 장은 지름 약 7m의 모두 똑같은 범위를 갖는다. 별에너지장도 모두 일곱 개의 에너지 레이어를 갖는데 중심을 제외하고 세 개는 각 1m의 범위를 가지고 세 개는 각 10cm의 폭을 갖는다. 별에너지장의 순서도 사람의 에너지장 순서와 다르다. 별에너지장의 차크라는 2-5-4-1-6-3-7의 순서이다.

여기서 결합하는 별에너지도 기 수준의 에너지인데, 이때 물질적인 정에너지장이 다시 발생한다. 이러한 땅에너지장과 별에너지장이 결합하여 물질적인 정에너지를 만드는 것은 인체에서도 마찬가지라고 보며 차크라와 단전이 결합하여 에테르인 정에너지를 만드는 것과 같다. (이렇게 글로써 이해하려면 이해가 잘 안될 수 있지만 자연에서 체험하면서 배우면 보다 쉽게 이해할 수 있다.)

차크라와 단전 그리고 물질의 탄생

인도의 요가나 티베트의 수행 체계에서 몸에 있는 에너지 센터를 차크라라 하고 동북아에서는 이를 단전이라고 한다. 둘은 같은 것에 대한 다른 언어일까? 그렇지 않다. 차크라와 단전은 서로 다른 것이다. 사람의 에너지 센터엔 차크라와 단전이 모두 존재한다. 마치 땅의 에너지장과 별의 에너지장이 결합해 있듯이 서로 결합해서 존재한다. 그림에서 보듯 별의 에너지장은 모두 7개의 레이어를 가지나 차크라의 2-4-6번에 대응하는 에너지장이 아주 넓은 것을 볼 수 있다. 이것이 하단전, 중단전, 상단전에 해당하는 것이다. 그리고 차크라가 음이면 단전은 양의 에너지를 가지고 차크라가 양이면 단전은 음의 에너지를 갖는다.

사람은 소우주로 자체의 에너지장을 가지고 하늘(별)과 땅(태양)의 에너지와 상호 소통하는데, 그 핵심 시스템이 단전과 차크라인 것이다. 인체에서 하늘의 에너지와 소통하는 시스템은 단전 체계이며, 땅의 에너지와 소통하는 시스템은 차크라 체계인데, 6-4-2 차크라와 상·중·하단전이 한자리에서 손을 맞잡은 태극의 형상으로 맞물려 있다.

이러한 차크라와 단전의 결합은 기 수준의 에너지를 물질적인 정에너지로 변환시킨다. 한편, 빛과 물질의 상호 변화성에 대한 것을 브라이트 휠러 현상이라고 한다. 1934년 브라이트와 휠러는 빛 알갱이(광자) 단 두 개를 서로 충돌시켜 빛을 물질로 전환할 수 있다고 제시했다. 충돌한 광자 두 개는 전자와 양전자(positron)를 생성한다. 런던 임페

리얼 칼리지 물리학자들은 물질이 빛에서 어떻게 생성되는가를 밝혔다. 뒤의 실험에서 나오듯 땅을 도는 에너지장이나 하늘에서 내려오는 에너지장은 물체가 가지고 있는 빛의 스펙트럼과 주파수를 바꾼다. 이는 이러한 에너지가 미세한 빛의 성질을 가지기 때문이라고 생각되며 이러한 빛의 충돌은 전자를 만드는 것이라고 생각된다.

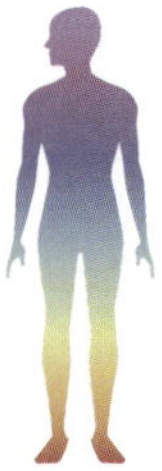

3. 생명에너지 실험

3-1 기초 실험

기본적으로 지상에 존재하는 혈도 신체에서의 혈(경혈 부위의 전기저항은 다른 부위의 20분의 1로 감소)과 마찬가지로 혈 중심으로 갈수록 전기저항이 낮아진다. 또한 에너지장 중심의 흙을 비닐에 넣고 물속에 넣어 두면 물에서 신비한 기포가 발생하는데, 이는 보통 전자기파에 일어나는 현상으로 파악된다.

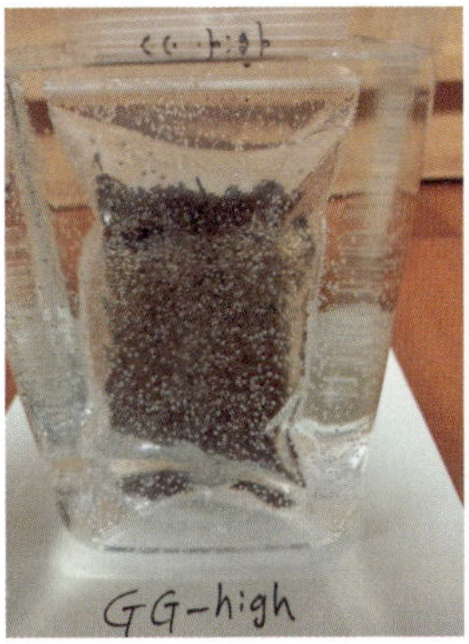

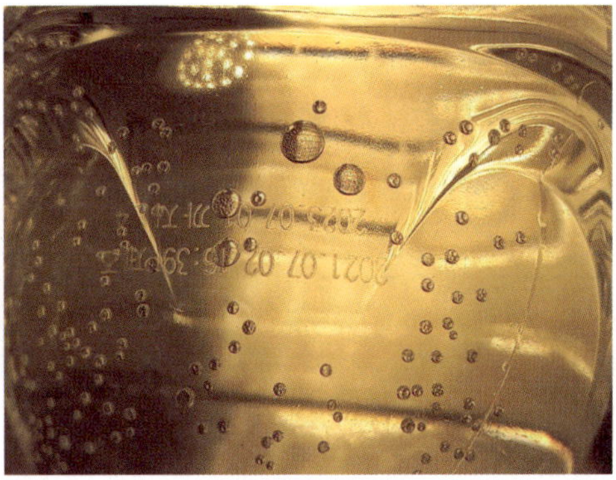

또한, 못 같은 쇠붙이를 놓아두면 뾰족한 부분부터 자화(磁化)된다(정현희 박사 실험). 이것은 그 공간 안에 미세한 자장이 형성된다고도 볼 수 있고 일정한 결맞음이(Coherence) 쇠가 가지고 있는 전자의 회전 방향을 한 방향으로만 돌게 하기 때문일 수도 있다.

한편 회전 방향이 서로 다른 음양의 에너지장의 흙이나 돌을 특정한 구조로 배치하면 (음에너지를 가진 물체를 원형으로 두르고 양에너지를 가진 물체를 가운데 놓는다) 그 사이에서도 자성이 발생함을 알 수 있다. 이러한 내용을 러시아 교수와 우크라이나 교수가 마분지에 음양의 에너지를 넣어 특정한 구조로 실험했는데, 그때에도 동일한 결과를 얻었다.[2] 이것은 동양에서 이야기하는 음양이 서로 결합할 때 또는 특정한 구조를 가질 때 자성이 발생함을 알 수 있다.

또한, 별에너지가 내리는 곳에 돌 시편을 가져다 놓고 사전 사후의 변화를 실험했는데, GHz, THz, 적외선 주파수들이 전 범위에 걸쳐 미세한 변화가 일어남을 볼 수 있다. 그러나, 작은 변화를 주는 빛이나 자장이 실제 적용되면 매우 큰 효과를 내는 것을 경험할 수 있는데, 리처드 거버의 《파동의학》에 소개된 저스타 스미스 박사의 연구를 보면, 치유사의 손에 의한 효소 활성화와 같은 효과를 내기 위해서는 지구 자장의 2만 6,000배에 달하는 13,000가우스가 사용되어야 한다는 것이다.

2. В Европейский центр по научным исследованиям и инновационным технологиям. Отдел 《Реализация всестороннего подхода к инновациям》. Германия. Тен Ун Ге (Игорь Васильевич – псевд.), Ли Сан Хун (Ли До –псевд.)– экстрасенс Изменение физического свойства вещества виртуальным полем.

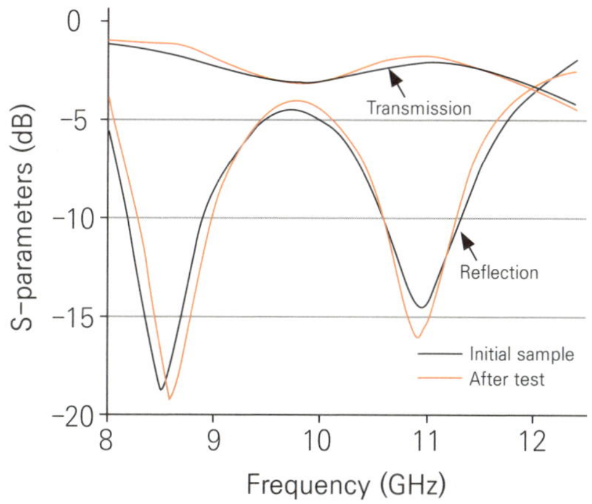

THz time domain signals

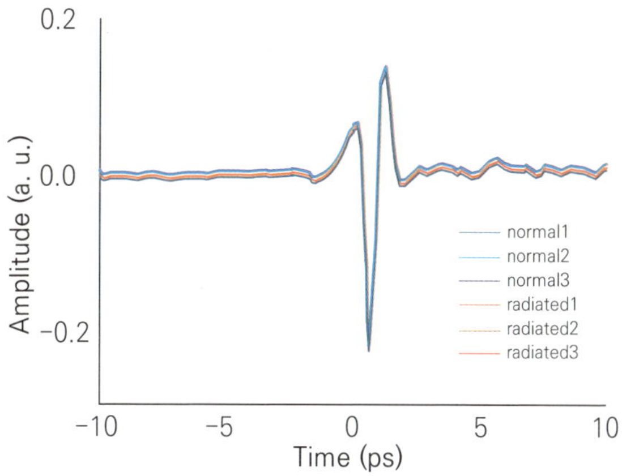

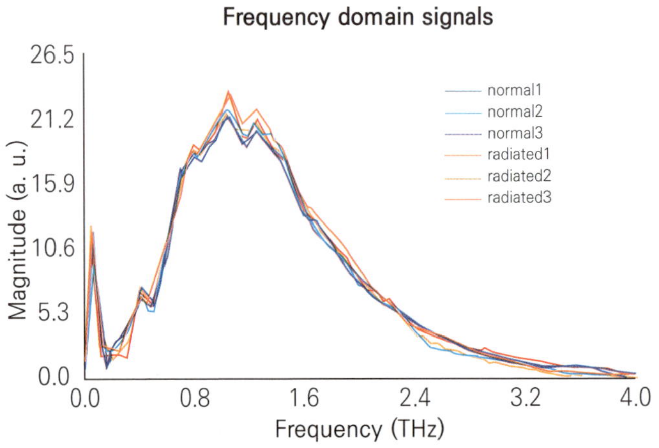

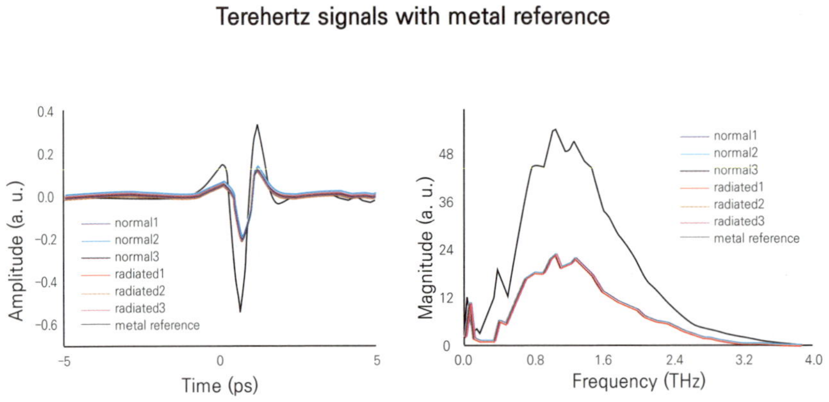

아래는 FTIR 분광기를 통한 변화 결과이다.

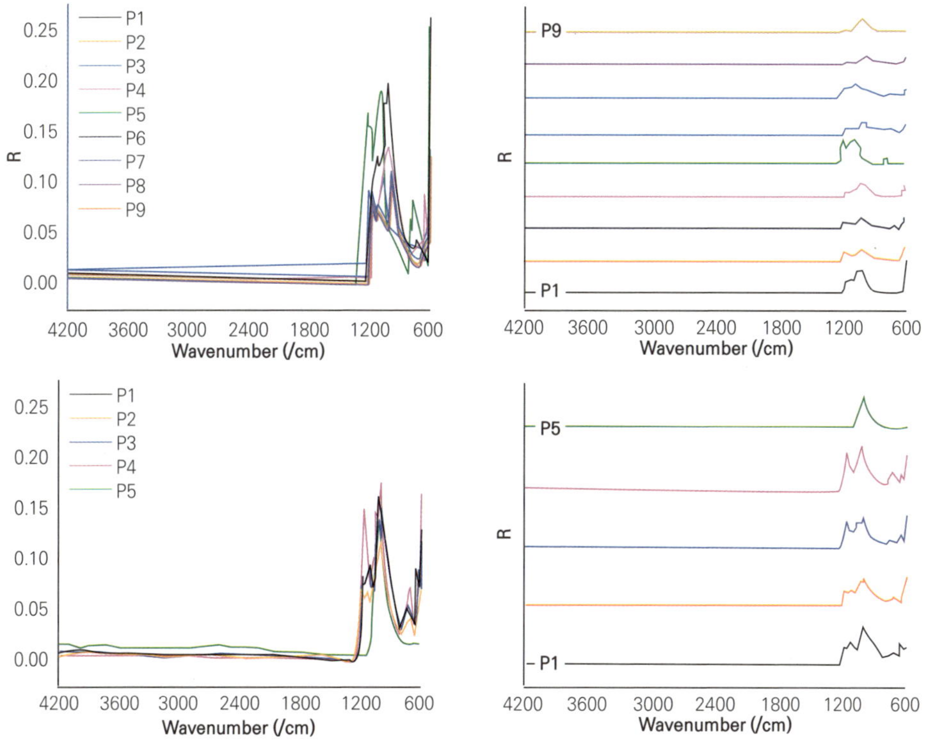

또한 이러한 에너지를 소금과 LED 칩에 넣었을 때도 스펙트럼의 변화가 일어남을 볼 수 있다.

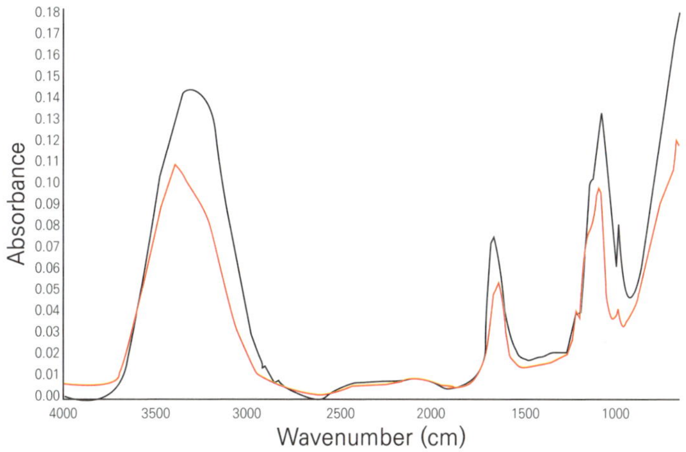

시 험 결 과

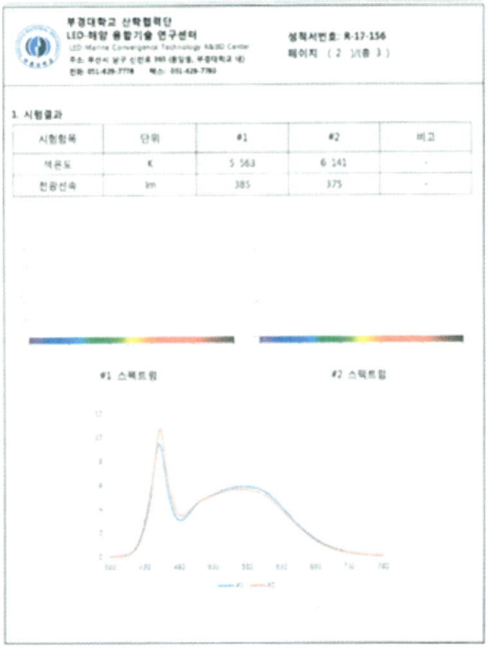

부경대학교 산학협력단
LED-해양 융합기술 연구센터
LED-Marine Convergence Technology R&BD Center

성적서번호: R-17-156
페이지 (2)/(총 3)

1. 시험결과

시험항목	단위	#1	#2	비고
색온도	K	5 563	6 141	-
전광선속	lm	385	375	-

#1 스펙트럼

#2 스펙트럼

그리고 KAIST에서 squid 장비를 가지고 한 물과 SiO_2에 에너지를 주입하기 전과 주입한 후의 실험 결과는 반복 실험을 한 것은 아니지만 상자성과 반자성의 성질이 무질서한(Disorderd) 상태에서 질서 있는(Orderd) 상태로 변화된 것을 확인할 수 있었다. 이는 에테르 같은 미세에너지가 네거티브 엔트로피 현상을 일으킨다고 보는 윌리엄 틸러 교수의 이론을 뒷받침할 수 있을 것이다. 네거티브 엔트로피의 특성은 생명체에서 두드러진다고 볼 수 있으며, 이러한, 미세에너지를 생명에너지라고 부르는데 우리는 주저함이 없다.

3-2 임상 실험

보통 사람들을 일반적인 장보다 높은 생명에너지장(지상의 혈) 안에 한두 시간 정도 머무르게 하는 것만으로도 스트레스 해소, 두통 완화, 통증 완화, 소화불량 해소, 불면증 치료 등의 많은 도움이 된다. 그러나, 높은 에너지장이 어디든 존재하는 것은 아니기 때문에 찾아가야 하는 불편함이 있다. 그래서 처음엔 그러한 장소의 흙을 퍼서 치유 베드를 만들기도 하고 흙을 구워서 침통을 만들기도 했다. 땅에 형성된 혈터 중심의 돌과 흙에는 오랜 기간 축적된 혈의 에너지를 저장하고 있기 때문에 몸에 지녀 치유에 활용할 수도 있다. 그러다 점점 에너지들을 음양으로 탑처럼 겹쳐 쌓아 올려 에너지 레벨을 높일 수 있는 방법을 찾게 되었다. 고인돌과 선돌에서처럼 음양을 쌓음으로써 더 높고 강한 레벨의 에너지장을 만들어 낼 수 있다는 것을 알게 된 것이다.

또한 차원이, 레벨이 다른 에너지들끼리 병립해서 존재할 수 있다는 것도 배우게 되었고 이러한 복합적인 에너지들을 일반적인 생리 식염수에(Normal Sline) 전사하고 복제하여 약침, 수액 등으로 활용하고 있다. 이 중 'HSTY'라는 에너지를 넣은 수액은 기본적으로 염증을 없애는 데 탁월하다. 통풍 환자가 바로 걸어 나갈 수 있을 만큼 탁월한데, 자가 면역 질환에도 탁월하며, 초기 치매의 완치 등 많은 임상 사례들이 있다. 또한, 'TACP'라는 에너지를 수액에 넣어 근육 주사(IM)로 사용하는데, 조직 재생에 탁월하다. 특히, NK 세포의 활성도를 높인다. 암 환자의 경우 90% 이상이 한두 달 만에 정상 범위인 500을 넘긴다.

생명에너지에 대한 지각과 인지 그리고 이해는 이러한 에너지장을 디지털 파일에 전사하여 동영상의 빛과 소리를 통해 치료 에너지가 나오게 하였다. 이러한 발견으로 몇 가지 실험에 임했으며 좋은 결과를 얻었다. 한양대 약대 김효준 교수는 디지털 파일 재생 시 화면의 빛과 소리를 타고 나오는 에너지로 동맥 경화 예방 및 치료 실험을 했고 동맥 경화 약의 효능과 다름이 없다는 보고를 했다(동맥경화 예방 및 치료 파동(APC

WAVE)'의 동맥경화 억제 효능 평가보고서). 또한, 코로나19에 대비한 바이러스 실험에서도 에너지를 넣은 수액과 디지털 파동이 바이러스의 역가를 모두 떨어뜨리는 것을 확인했다.[3]

Virus Ino. After 24 hours HA assay
1 and #5 injects 1% FBS EMEM Media 5ml
2 handles EMEM injected with Quantum wave instead of 1% FBS EMEM
4 examines 1% FBS EMEM with Digital wave.
3 injects Quantum wave EMEM and simultaneously processes digital wave
After 24 hours, some media of each culture flask were collected and an HA test was performed.
As a result, #1 and #5 showed a 1:1 HA virus titer, and #2 and #3 injected with Quantum wave EMEM and #4 treated with Digital wave did not show a virus.

이러한, 지상의 혈에 대한 지각과 인지, 정기신을 비롯한 각 에너지에 대한 지각과 인지의 훈련을 통해 인체의 혈을 지각 인지하는 능력을 배양할 수 있다. 이러한 과정을 통해 한의학의 경락 체계를 설명해 보고자 한다.

3. CRO 회사에서의 실험 결과 바이러스 힐링 동영상을 전사한 결과 Influenza (A/Beijing/H1N1) 바이러스의 역가가 1:32에서 5시간 후 1:2 역가로 떨어졌으며(99.99%) 24시간 후 완전히 사멸되었다.

4.
한의학(韓醫學)의 경락(經絡) 체계 — 경맥(經脈)과 경혈(經穴)

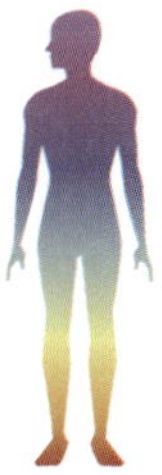

한의학(韓醫學)은 동양의 깨달음의 빛이다. 인간 본성과 생명에 대한 깨달음의 표현이자 진리로 향하는 발걸음이다. 우주의 근원과 우주의 이치에 대한 깨달음의 내용으로 무질서해진 인간의 몸과 마음을 질서정연한 온전함으로 되돌리는 재세이화(在世理化)의 현장이다. 또한 인간의 마음과 몸의 질서를 회복시키는 과정을 통해 우주의 근원을 공부하는 깨달음의 길이기도 하다. 깨달음은 체험이며 그 체험은 다시 지식으로 후대에 전해지는 것이다.

맥(脈)이란 '줄기, 물길'을 뜻하는 글자로 결국 몸 안의 에너지가 가는 길을 의미한다. 당연히 인체를 이루는 에너지장의 레벨(영체의 수준)에 따라 서로 다른 경맥(經脈)이 존재하는데, 이러한 경맥에는 에너지가 출입하는 요처로 운행을 추동하는 변전소의 역할을 하는 경혈(經穴)들이 존재한다. 이러한 총괄적인 에너지 소통 시스템을 경락 체계라 한다.

4-1 경맥(經脈)

육체를 유지하기 위해 심혈관계, 임파계, 신경계 등의 눈에 보이는 경로가 있듯이 육체와 영체를 연결하고 영체들 간의 관계를 유지하기 위한 에너지의 통로가 필요하며. 한의학에선 그러한 에너지의 통로를 경맥(經脈)으로 명명하고 진단과 치료에 활용해 왔다.

우주의 에너지 층차에 근거해 인체의 경맥의 체계는 정기신영(精氣神靈) 에너지가 흐르는 9레벨 이하와, 개체성이 분화되기 직전의 에너지가 흐르는 10레벨의 인(人) 경맥이 있을 것이고, 보다 높은 에너지가 흐르는 11~15레벨의 지(地) 경맥과 16~18의 천(天) 경맥, 태초의 빛 에너지가 흐르는 레벨의 경맥과 물질이 존재하기 이전의 에너지가 흐르는 경맥이 있다고 생각해 볼 수 있다.

이러한 관점에서 인체에 펼쳐진 에너지의 통로들의 실상을 살펴보는 과정에서, 기존 한의학에서 인지하고 활용하는 경락 체계의 한계를 알 수 있었고, 그 이상의 새로운 경맥과 경혈을 발견하고 그 의미와 역할을 확인할 수 있었다.

실제로 인체의 경맥을 탐구해 보니 정기신(精氣神) 에너지가 흐르는 경맥은 선천(先天)의 정기신 에너지가 흐르는 경맥과 후천(後天)의 정기신 에너지가 흐르는 경맥으로 나누어져 있었다. 보통 사람의 경우 선천의 에너지는 태아 시기에 11주간 모체를 통해 전달받으며 선천의 에너지장을 형성하게 되고, 경락은 태아의 체를 만들도록 유도한다. 이후엔 후천의 에너지를 위주로 삶을 영위하게 되는데, 우리가 먹는 음식을 통해 후천지정(後天之精)을 보충하고, 과일 꽃 향과 같이 방향성을 띠어 뇌에 작용하는 향기를 통해 후천지신(後天之神)을 보충할 수 있다.

그렇다면 후천의 에너지가 흘러 후천지정, 후천지기, 후천지신을 만드는 후천경맥(後天經脈)은 무엇일까? 한의학에서 널리 활용하고 있는 12정경(正經)이 이 범주의 경맥이다.

또, 선천의 에너지가 흘러 선천의 원정(元精), 원기(元氣), 원신(元神)을 만드는 경맥은 무엇일까? 기존에 이름만 언급되고 내용이 거의 없는 기[4]경필맥(奇經八脈)[5]이 바로 경락 체계 일부인데, 실상을 제대로 인지하지 못해 경락의 경로도 잘못되었고, 그 경락에 어

---

4. 기(奇)의 원래 뜻은 기특하다는 의미로 기이한 경맥이 아니라 임상에 사용해 보면 큰 가능성이 있는 기특하고 훌륭한 대단한 길이라는 의미로 받아들여진다.

5. 奇經八脈은 십이경맥(十二經脈)과는 달리 오장육부와의 연계가 없고 일부기항지부(奇恒之府: 뇌·수·골·맥·자궁·담)와 연계되어 있는 8가지 경맥으로, 독맥(督脈)·임맥(任脈)·충맥(衝脈)·대맥(帶脈)·음유맥(陰維脈)·양유맥(陽維脈)·음교맥(陰蹻脈)·양교맥(陽蹻脈)이 속한다. 독맥과 임맥, 충맥은 포궁(胞宮)과 연계되어 있고 독맥은 뇌(腦)와도 연계되었다. 독맥과 임맥은 십이경맥과 마찬가지로 경혈(經穴)을 가지고 있으므로 이 두 경맥을 합하여 십사경맥(十四經脈)이라 한다. 기경팔맥은 십이경맥의 작용을 보충해 주고 몸의 영위기혈(營衛氣血)을 조절하는 작용을 한다.

떠한 경혈이 존재하고 어떠한 역할을 하는지 언급조차 없었다. 실제로 임맥과 독맥을 제외한 나머지 6맥은 잊혀 이름만 남아 있고 활용하지 못하고 있는 상황이다.

엄밀히 말하면 임맥(任脈)과 독맥(督脈)도 12정경의 후천에너지와 보다 상위레벨의 선천에너지를 연계하며 전신을 조율하는 교량 역할을 하는 맥으로 후천 경맥과 선천 경맥의 경계에 해당하는 경맥이다. 그렇다면 이전엔 인지하고 활용했던 기경팔맥(奇經八脈)과 그 경혈(經穴)이 왜 잊혔을까?

우선 기경팔맥의 혈이 일반 혈에 비해 깊숙이 있고 에너지 수준이 高레벨이라 감지가 잘 안되기 때문에 잊어져 활용되지 못해 왔다고 생각할 수 있다.

기경팔맥(奇經八脈)이 자체 경혈(經穴) 없이 다른 경락과 교차하는 과정에서 그 경혈(팔맥교회혈)을 자극하여 간접적인 도움을 주는 보조적 역할을 한다고 인식했는데, 경혈(經穴)이 없으면 에너지가 돌 수 없기 때문에 별도의 자체 경혈을 가지고 역할을 한다는 것이 합리적이다. 맥(脈)은 결국 길인데 에너지가 이 길을 흐르려면 외부에서 에너지를 공급받는 요처인 혈이 반드시 있어야 하기 때문이다.

결론적으로 기존 한의학에선 후천의 정기신에너지가 흐르는 12정경과 선후천의 경계에 있는 임독맥을 포함해 14경맥만을 활용하고 있다 보니, 선천의 정기신 에너지 이상을 인지하지도 못하고 활용하지도 못하는 상황이다.

선천(先天)의 에너지가 흐르는 경락 체계는 선천지 원정(元精)을 생성하는 음·양·중 3유맥이 있고, 선천지 원기(元氣)를 생성하는 음·양·중 3교맥이 있으며, 선천지 원신(元神)을 생성하는 대맥과 충맥 그리고 중맥이 있기 때문에 이 9가지 맥이 진정한 의미의 선천구맥(先天九脈)이라 할 수 있다.

임맥과 독맥은 선천과 후천을 연계하는 경계의 맥으로 교량 역할을 하고 후천에너지의 음양을 조율하기 때문에 선천 9맥의 범주에 포함되지 않는 별도의 맥으로 분류해야 한다.

기존 한의학에서 활용하고 있는 12정경의 경락 체계는 후천(後天)의 정기신(精氣神)에너지가 흐르는 통로로 그 경로에 위치하는 혈(穴)자리의 에너지 레벨이 대부분 9레벨이다. 또 인체의 정중선을 흐르는 임맥(任脉)과 독맥(督脉)은 12정경의 후천(後天)에너지와 보다 상위 차원의 선천(先天)에너지를 연결하며 전신을 조율하는 경계의 경맥으로 그 경혈의 에너지 레벨은 대부분 10레벨이다. 선천의 정기신(精氣神)에너지가 흐르는 선천 구맥의 경혈에너지는 11~15레벨이다.

4-2 경혈(經穴)

앞서 말한 것처럼 만물에는 모두 혈이 있을 뿐 아니라 우주도, 태양도, 지구도, 사람도 모두 그 자체로 하나의 혈(穴)이라 할 수 있다. 태양의 에너지가 땅의 기맥선과 만나면 지상에 혈터가 만들어지고, 인체에서 생명에너지가 흐르는 경맥과 태양 및 별 등 우주의 에너지가 만나면 경혈이 형성된다. 경맥이 철로처럼 인체 내에서 생명에너지가 흐르는 통로라면, 경혈은 정거장과 같이 생명에너지가 출입하고 추동하는 요처이다.

에너지는 입체적으로 보면 수축과 팽창을 반복하는 모양인데, 수축과 이완을 시키는 무언가 원인이 되는 역할이 있어야 추동하여 작동한다. 하늘과 땅의 에너지를 받아들여 공명함으로써 추동에너지 역할을 하는 에너지장이 경혈(經穴)이며 변전소와 같은 역할을 한다.

체내의 에너지장인 경혈이 외부에서 유입되는 태양과 별의 에너지와 지속적인 공명 반응을 통해 활성화돼야 에너지가 살아나면서 활기차게 작동하게 된다는 의미이다.

식물이 광합성을 할 때 광자의 95% 이상을 흡수하는데 그 이유는 식물의 엽록소에서 양자 현상으로 광자들을 순식간에 한 점으로 모으기 때문이라고 한다. 그런데 양자 현상을 일으키는 엽록소는 식물 몸을 지나는 에너지선과 태양에서 오는 에너지 등이 결합하여 에너지장을 만들기 때문에 그러한 양자 현상이 일어나는 것이다.

경락을 지나는 에너지는 생각보다 천천히 움직인다. 북한의 김봉한 박사가 발견한 경락의 해부학적 발견과 이를 입증하는 프랑스의 피에르 드 베릴 등의 실험에서 보면 생각보다 빠르지 않다. 그러나 혈에 침을 놓아 보면 발끝의 혈에 놓는 침의 효과는 제대로만 놓는다면 가히 순간적으로 효과가 있다. 무슨 이유일까?

한의학에서 흔히 막힌 혈(穴)을 뚫기 위해 침을 놓는다고 말한다. 고대에 에너지가 있는 돌을 아픈 부위에 놓는다는 것에서 유래한 것으로 보인다. 그런데, 과연 침을 놓는데 왜 병이 나아지는 것일까? 그것은 혈을 공명시켜 혈을 활성화하는 것이다. 활성화된 혈을 자기가 가지고 있는 정보를 순식간에 뇌에 작용시키고 뇌는 몸을 다시 회복시키는 것이다. 지상에서의 혈도 몸과 마음으로 공명시키면 에너지장이 더 강하게 활성화되는 것을 알 수 있다.

ㄱ) 경혈의 레벨(수준)

실제 각 경혈을 활성화하기 위해선 그 경혈의 에너지 레벨에 해당하는 에너지가 필요하다. 예를 들어 12정경의 일반 혈은 9레벨의 에너지가, 임독맥의 경혈은 9~10레벨의 에너지가, 선천경맥의 경혈은 11~15레벨의 에너지가 필요하다.

또 선천경맥의 경혈은 깊이 있는 데다 기본이 정화 기능을 하는 11레벨이고 일부는 재생 기능을 하는 15레벨로 구성되어 일반적으론 감지하기 어렵다.

이처럼 적정 수준 이하의 에너지로는 경혈을 인지할 수도 활성화할 수 없기 때문에 선천경맥의 범주에 해당하는 기경팔맥(奇經八脈)은 점차 잊혀 이름만 남게 되었고, 그나마 활용 가능한 14경맥(임독맥과 12정경)만 전승되어 활용하다 보니 후천적 질병만 치료가 가능하고 선천의 깊고 미묘한 질병은 치료하지 못하고 있는 것이 현재의 한의학이다.

당연히 한의사의 마음이 정화되고 승화되어 높은 경지의 에너지를 보유해야만 보다 높은 경지의 경맥과 경혈을 인지하고 활성화하여 선천의 질병까지 치료할 수 있게 될 것이다.

ㄴ) 경혈의 음·양·중(陰·陽·中)

개개의 경혈이 가지고 있는 에너지는 그 레벨이 다를 뿐 아니라 에너지의 특성이 '음·양·중'으로 나뉜다. 경락 내에서 경혈은 이러한 음·양·중의 순서로 배치되는데 음양의 순서를 살펴보면 중→양→음→중→음→양→중으로 배열된다. 경혈을 활성화할 때도 좌우의 혈을 음→양 순서대로 하면 음이 되고, 양→음 순서대로 하면 양이 된다. 혈을 한쪽만 활성화하면 레벨이 그대로지만 양측을 활성화하면 에너지 수준이 1레벨 올라간다.

ㄷ) 혈이 가지고 있는 정보 전달 경로

후천경맥의 일반 경혈은 필요한 뇌의 영역에 바로 작용하지 못하고 먼저 시상에 가서 반응한 이후 전두엽의 실행 부서(대뇌피질 43번 구역)에서 작용하는 데 반해, 선천경맥의 경혈은 직접적으로 뇌의 특정 영역에 작용한다. 또, 임독맥은 간혹 뇌에 직접 작용하는 혈들도 있고, 뇌로 갔다가 다시 전두엽으로 움직인 후 몸에 반응하는 혈도 있다.

임맥을 활성화했을 때 은근히 지치는 것은 뇌의 여러 부위를 작동시키기 때문이며 이런 정보 전달 경로적 특성 때문이다. 자율 신경에 있어 임맥의 혈들 중 교감 신경에 작동하는 혈들은 직접적으로 바로 작동하고, 뇌를 거쳐 간 혈들은 부교감 신경에 작동한다.

4-3 침을 놓는다는 것

침을 놓는다는 것은 무엇인가? 그리고 침을 놓으면 왜 치료가 되는가? 침을 찌른다고 표현하지 않고 놓는다고 표현하는 것은 폄석이 침의 기원일 수 있다는 가능성을 보여 준다. 에너지가 있는 돌을 혈자리에 올려놓았던 것이 현재의 피부를 관통하는 침의 기원이었을 수 있다. 그런데, 놓거나 찌르거나 하는 행위는 무엇을 위함일까? 앞에서 우리는 혈의 구조를 보았다. 혈은 땅에서와 같이 일정한 기맥이 흐르는 선상에 태양과 별의 에너지가 결합하여 생성된다. 그러나 만약 땅이나 몸에 흐르는 맥이 훼손되면 맥과 결합하는 외부의 에너지는 코드가 맞지 않아 결합할 수가 없게 되며 그 결과 몸의 어떤 혈은 자신의 역할을 할 수 없게 되는 것이다. 이때 에너지가 있는 폄석으로 몸에서 흐르는 훼손된 경락을 회복하거나 침으로 혈을 활성화하여 혈이 자기가 가진 정보에 따른 자신의 일을 수행하게 하는 것이다.

하나하나의 개별 경혈도 중요하지만 경맥 전체의 성향도 중요하다. 경혈을 활성화하는 것과 경맥을 돌리는 것이 다르다는 의미로 개별적인 혈의 활성화와 맥의 순환이 다름을 이해할 필요가 있다. 경혈은 활성화되면 그 혈이 가지고 있는 정보로 작동하는 반면에, 경맥은 다른 곳에 정보를 전달하지 않고 세포에 에너지를 제공하며 도는 것이다. 하나의 경맥이 순환하는 과정에서 경맥이 자체적으로 가지고 있는 에너지적 특성이 발현된다. 이후에 나오는 선천지 맥들은 한 바퀴 순환하며 선천의 정기신을 몸의 특정 부위에 모이게 한다.

한의학은 사실 에너지 의학이다. 그런데 이 에너지들은 물질적인 측면도 있지만 기본적으로는 마음의 영역이다. 마음의 의학(자체가 양자 의학)이기에 환자를 고치고자 하는 의사의 마음(의지와 생각)이 가장 중요하다. 체화되어 있으면 무심히 놓아도 자연스럽게 혈과 공명이 이루어지나 처음엔 치유하고자 하는 의지와 혈을 공명시킨다는 의식을 가질 필요가 있다.

침이라는 자극을 통해 혈을 공명시켜 치유하는 것이기에 공명이 먼저지 자극이 먼저가 아닌 것이다. 디지털 파동만으로도 혈을 공명시켜 침을 직접 놓지 않더라도 침을 놓은 것과 마찬가지의 효과를 볼 수 있다(디지털 에너지 침을 이용한 어깨치료 및 수승화강에 대한 임상적 고찰). 자극은 방편이고 공명이 목표이며, 이러한 공명을 일으키는 방식은 굳이 침구나 약물의 형식이 아니어도 가능하다.

이제 하늘의 에너지와 공명해 선천의 원정(元精), 원기(元氣), 원신(元神)을 만들고 활용할 수 있는 선천구맥과 선천경혈을 소개하고자 한다. 다만 이번 판본에선 선천구맥 중 일부인 선천 6맥(음정맥, 양정맥, 음기맥, 양기맥, 음신맥, 양신맥)만 소개하고, 선후천의 경계맥인 임독맥을 첨부하도록 한다. 임맥과 독맥에서 누락된 경혈을 보충하고 잘못 알려진 위치와 역할을 바로 잡기 위함이다.

또, 과거에 밝히지 못했던 에너지의 작동기전을 알리기 위해 현대 뇌과학적 지식과 해부학을 참조해 경혈의 작동경로와 작용 부위를 밝히도록 하겠다.

앞으로 가능하다면 fmri를 활용한 증명 작업을 병행하도록 하겠다.

5.
경혈, 경락의 기존 학설 및 새로운 인식

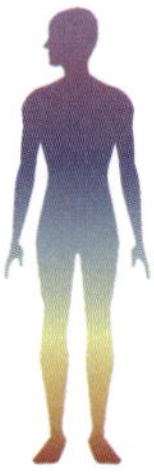

5-1 경혈

우주 전체를 이루고 있는 태양계를 비롯한 수많은 은하계의 에너지와 이 지구상의 모든 땅의 에너지와 인간의 몸은 서로 상호 보완적 관계로 불가분의 관계에 있다. 그래서 한의학에서뿐만 아니라 고대 동양에서는 인간을 소우주라 인식하게 되었다.

혈이란 인간의 몸에만 존재하는 것이 아니고 우주 전체가 혈로 이루어져 있다고 할 수 있다. 우주에서 보면 은하계도 하나의 혈이고, 각각 별들도 또 하나의 혈이며, 지구상 땅에도 수많은 혈이 분포하고 있다.

땅의 혈에 관해서는 일찍이 풍수지리라는 학문이 발전되어 왔으나 오랫동안 음택의 묘터에 치우쳐서 자손의 길흉화복에만 국한되어 과학적이지 못하고 미신적으로만 일반에 알려진 것은 안타까운 일이다.

우리나라의 중요한 에너지가 있는 경주, 익산, 계룡, 영월, 양구 등지를 돌면서 체험한 바에 따르면 우리 몸을 이롭게 하는 장소도 있고 수행하기에 좋은 곳도 있으며, 세상을 밝게 하는 곳도 있었다.

우리 몸에도 자연과 같이 다양한 경혈이 존재한다. 사람의 몸은 정기신으로 이루어져 있는데, 이 정기신을 생명의 에너지로 표현했을 때 경혈은 생명에너지가 모이는 필드로서 변전소와 같은 역할을 한다. 자연에 있어 땅이 그러하듯, 몸의 경혈은 각각 혈마다의 수준이 있으며 역할이 모두 다르다. (레벨에 대한 설명 참조)

예를 들어 우리가 알고 있는 12경락과 임독맥의 경혈은 9레벨에서 10레벨 사이이며, 알려진 바와 같이 정확한 경혈이 없는 기경팔맥인 선천의 경락에 속하는 경혈은 11레벨에서 15레벨 사이이다. 레벨의 차이에 따라 임상에 있어 경혈의 공명과 활성화 정도에 따라 그 효과가 차이가 있다.

경혈의 수준에 맞게 활성화했을 때 치료가 극대화되지만, 수준에 떨어지는 하위 레벨로 혈을 공명했을 때는 필요한 효과를 보지 못하게 되는 것이다.

그 활성화와 공명은 의사의 수준에 따라 달라질 수도 있어, 한의학을 마음의 학문이라 하고 현대과학적인 측면에서 보면 양자 의학이라 할 수 있다.

기본적인 경혈의 활성화 법칙은 음혈을 양혈보다 먼저 활성화하면 음이 되고, 반대로 양혈을 먼저 활성화하고 음혈을 활성화하면 양이 된다는 것이다. 즉, 보하려면 양혈부터 공명하고, 정화하려면 음혈부터 공명하면 된다.

또한 좌우 혈에 있어 한쪽만 활성화하면 레벨이 변하지 않지만, 양측을 함께 활성화하면 1레벨 업이 된다. 다시 말해 혈의 자극보다는 활성화와 공명이 중요하며, 경혈의 레벨은 높을수록 작용 부위가 넓고, 레벨이 낮을수록 지엽적이다.

경혈을 활성화한다는 것은 뇌와 밀접한 관계가 있다. 12경락과 임독맥의 경혈을 활성화하면 뇌의 시상으로 가서 전두엽에 전달되어 전두엽 실행부서에서 작동하는 반면, 선천경맥의 혈과 일부 임독맥 경혈은 전두엽 실행부서를 거치지 않고 바로 뇌의 필요한 부분에서 작동한다.

5-2 경락

경락이란 일반적으로 몸속에 기가 끊임없이 순환하여 흘러가는 보이지 않는 통로라고 한다. 사람의 몸은 정기신이 합쳐져서 형성된 것으로 상황에 따라 정기신을 각각 표현해 왔다. 이 정기신을 합쳐서 생명에너지로 표현할 때, 즉 경락이란 생명에너지의 흐름이라 말할 수 있다. 즉 '기'란 생명에너지라 볼 수 있다.

금오(金烏) 김홍경은 경락(經絡)을 '의식과 감정의 통로'라고 새롭게 정의하고, 십이정경(十二正經)과 기경팔맥(奇經八脈) 역시 유심론(唯心論)적인 관점에서 새로운 해석을 시도하였는데 이 또한 정기신의 생명에너지와 일맥상통한다 할 수 있다. 경락의 생명에너지가 정상적으로 흐르기 위해서는 필요한 것이 경혈인데, 경혈은 생명에너지가 모이는 필드로 변전소 같은 역할을 하기 때문이다.

경락의 흐름의 형태와 순서를 보면, 일직선의 형태가 아니고 up&down 방식의 파동처럼 곡선으로 이어지며 경락의 사이사이에 경혈이 위치한다.

경락의 흐름에 있어 순서를 음·양·중으로 보면 중→양→음→중→음→양→중으로 배열된다.

5-3 경락의 체계

경락은 현대 의학적인 관점에서의 신경이나 혈관과 하는 일과는 전혀 다른 체계이고, 차크라 체계와 단전의 체계와도 다른 생명에너지의 흐름이며, 가장 체계화되어 있고 실존하는 것이다.

티베트에서는 우리 몸에 7만 5천 개에서 8만 개의 경락이 있다고 본다. 이는 사람의 몸이 혈관과 신경뿐만이 아니고 다른 체계의 흐름이 있다고 본 것이다.

한의학에 있어 경락은 12정경과 임독맥과 기경팔맥으로 대별한다. 12정경과 임독맥은 높은 수준으로 체계화되어 있으나, 기경팔맥은 아직 정확히 밝혀진 것이 없다.

5-4 기경팔맥에 대하여

기경팔맥에 대한 역사적 근거를 보면 중국에서 가장 오래된 마왕퇴(馬王堆) 출토 의서

(醫書)에는 족비십일맥구경(足臂十一脈灸經), 음양십일맥구경(陰陽十一脈灸經) 등의 십이경락(十二經絡) 초기 형태의 경맥(經脈)이 있고 기경팔맥(奇經八脈)의 개념이 없다.

황제내경 소문(素問)과 영추(靈樞)에는 임맥(任脈), 독맥(督脈), 충맥(衝脈), 대맥(帶脈), 음교맥(陰蹻脈), 양교맥(陽蹻脈) 등 6개의 경맥(經脈)이 기술되어 있으며 난경(難經)에 처음으로 양유맥(陽維脈), 음유맥(陰維脈)을 포함하는 기경팔맥(奇經八脈)이 기재되어 있다.

즉, 난경(難經)·이십칠난(二十七難)의 "맥유기경팔맥자(脈有奇經八脈者), 불구어십이경(不拘於十二經)"이라는 문장이 처음으로 기경팔맥에 대한 첫 문헌적 기술이었으며, 그 이후 맥경(脈經), 제병원후론(諸病源候論), 황제내경태소(黃帝內經太素), 태평성혜방(太平聖惠方), 성제총록(聖濟總錄), 십사경발휘(十四經發揮) 등의 서적에서 기경팔맥에 대해서 계승되어 왔으나 뚜렷한 발전이 없다가 1500년대 명대 이시진의 《기경팔맥고(奇經八脈考)》에서 구체적으로 발전하였다.

그러나 한의학 전체의 역사에서 볼 때 기경팔맥(奇經八脈)에 관한 정의는 난경 72난의 위 문장이 거의 전부이고 더 발전된 것이 없다고 할 수 있다.

난경 이후 역대 의서에서 언급한 기경팔맥의 생리적 특징은 "정기(正氣)의 맥기(脈氣)가 총영(充盈)하면 기경(奇經)으로 유입하고 정경(正經)이 휴허하면 자조(資助)한다 하여 정경(正經)을 구거(溝渠)로 기경(奇經)을 호택(湖澤)에 비유하여 설명하였고, 병리적 특징은 기경팔맥의 병은 독립적으로 발병하지 않고 십이정경(十二正經)과 십오락맥(十五絡脈)의 병이 유입되어 발병하고, 전경(傳經)이나 유주(流走)에 의한 전변(傳變)이 없이 홀연히 발병하고 홀연히 잠복한다" 하였다.

기경팔맥과 12정경의 관계는 첫째, '십이경맥(十二經脈) 간의 연결을 밀접하게 하여 순행 과정에서 다른 경(經)들과 교차 상접(相接)하여 경맥 사이의 상호관계를 강화한다'고 하였다.

둘째, '십이경맥(十二經脈)의 기혈을 조절하여. 십이경맥의 기혈이 왕성하여 넘치면 기경팔맥으로 흘러 들어가 비축되고, 활동하면서 이를 필요로 하거나 십이경맥의 기혈이 부족할 때는 기경(奇經)에서 흘러나와 전신의 조직에 공급하여 보충한다' 하였다.

기경팔맥과 장부와의 관계는 기경과 기항지부(奇恒之府: 뇌(腦), 수(髓), 골(骨), 맥(脈), 담(膽), 여자포(女子胞))와 밀접한 관계가 있다고 하였다. 기항지부 중 담과 여자포에 대하여 여러 설이 많은데 담은 임맥과, 여자포는 독맥과 관련이 있다.

이상이 지금까지 기경팔맥에 대한 일반적 이론이며 정확한 유주와 경혈은 밝혀지지 않았다. 그러나 지금까지 밝혀지지 않았다고 해서 기경팔맥이 존재하지 않는 것은 아니다.

기경팔맥에 있어 기경의 '기(奇)' 자에 주목할 필요가 있다. 기이하다고 의미를 해석하는 순간 기경의 본질이 사라지기 때문이다. 기(奇) 자를 파자해 보면 큰 대(大) 자 밑에 가할 가(可) 자로 이루어져 있는데, 이는 '대단하다, 뛰어나다'라는 뜻으로 긍정적 측면이 주(主)가 되나 기이하다고 해석하는 순간 부정적인 측면이 주가 된다.

기경은 대단하고 뛰어난 경락이며 그 실체도 확실히 존재한다. 예부터 기경팔맥에 대한 인식은 있었으나 의학에서 실체를 정확히 밝히지는 못했다. 하지만 선가에서는 수행의 목적으로 기경팔맥을 수련한 것을 보면 알 수 있다.

5-5 새로운 경락의 체계

기경팔맥을 연구하는 과정에서 기경팔맥 중 임독맥의 이론과 12경락의 순환 등을 고려했을 때 음양이론과도, 선천·후천과도 부합하지 않는다는 것을 알아냈다. 이에 실체에 들어가서 살펴본바, 경락의 체계는 인간이 소우주라는 명제 아래 음양의 이론이 아닌 삼태극으로 설명된다. 선천의 경락이 있으면 후천의 경락이 있고, 그것을 이어 주는 경락 역시 존재하는 것이다.

선천의 경락은 지금까지 알려진 기경팔맥 중 양유·음유·양교·음교·대맥·충맥 외에 각각의 중앙에 한 경락이 더 존재하여 9가지 경락으로 이루어져 있다. 후천의 경락은 지금 알려진 12정경에 해당하며 선천과 후천을 이어 주는 임맥과 독맥이 존재한다. 간단히 도표로 설명하면 아래와 같다.

선천지맥 체계

선천지음정맥(음유맥)	선천지중정맥	선천지양정맥(양유맥)
선천지음기맥(음교맥)	선천지중기맥	선천지양기맥(양교맥)
선천지음신맥(충맥)	선천지중신맥	선천지양신맥(대맥)

임맥	독맥

후천지맥의 체계(12정경)

수태음폐경	수양명대장경	족양명위경	족태음비경
수소음심경	수태양소장경	족태양방광경	족소음신경
수궐음심포경	수소양삼초경	족소양담경	족궐음간경

선천지맥, 임독맥, 후천지맥(12경락)

선천지맥은 이하 선천을 뺀 음정맥·중정맥·양정맥, 음기맥·중기맥·양기맥, 음신맥·중신맥·양신맥으로 칭하며, 기경팔맥은 선천지맥의 일부로서 선천지맥의 체계에 포함되어 있다.

우리 몸은 정기신으로 이루어져 있다. 정은 음정·중정·양정으로, 기는 음신·중신·양신으로, 신은 음신·중신·양신으로 이루어져 있다. 즉, 삼태극으로 보면 음유맥와 양유맥 사이에 중유맥이 있고, 양교맥과 음교맥 사이에 중교맥이 있으며, 대맥과 충맥 사이에 가슴 쪽의 대맥과 같은 원리의 중맥이 있다.

이렇게 9가지 경맥이 선천지맥으로서, 각 경혈의 레벨은 11레벨에서 15레벨 사이이며 각 경혈은 뇌에 있어 시상을 거치지 않고 뇌에 바로 작용하며, 각 장기의 재생과 근본적 치료에 효과가 있다.

선천과 후천을 이어 주는 임독맥이 기경팔맥에 분류된 것은 기항지부(특히 뇌와 골수)에 작용함을 알아냈기 때문이다. 즉, 뇌과학적 관점에서 보면 12경락은 시상을 거쳐서 뇌에 작동하는데, 임독맥은 에너지 레벨이 높지 않으면서 시상을 거치지 않고 뇌에 작동한다는 것이다.

일부 임독맥은 9레벨에서 11레벨의 수준으로 간혹 뇌에 직접 작용하는 혈들도 있고, 일반적인 효과도 있다. 경락의 조율에 있어 임독맥은 모두 다 돌면 음양을 조율해 주는 정도이다. 선가에서 흔히들 이야기하는 소주천과 임독맥은 전혀 상관이 없는 체계이다.

임맥을 활성화했을 때 은근히 지치는 것은 뇌의 여러 부위를 작동시키기 때문이며, 이 관점에서 보면 후천에 가깝다. 자율 신경에 있어 임맥의 혈은 교감 신경에 작동하는 것은 직접적으로 작동하고, 뇌로 간 정보는 부교감 신경에 작동한다.

후천의 경락인 12경락은 9레벨 수준이며, 뇌에 바로 작용하지 못하고 시상을 거쳐서 전두엽에서 실행하게 되어 있다. 경락의 흐름은 선천의 천기가 호흡으로 시작함으로 폐경락이 시작점이 되는 것이다. 선천지맥이 근원적인 치료라면 일반경락은 건강을 유지하는 데 더 도움이 된다.

이상 간단히 경락의 새로운 체계에 대해서 알아보았다. 요약하면 경락의 체계는 선천지맥(9맥)과 임독맥(2맥), 후천지맥(12경락)으로 이루어져 있다. 이번에는 기경팔맥을 기반으로 음정맥·양정맥, 음기맥·양기맥, 음신맥·양신맥, 임맥·독맥의 유주와 효능을 각론에서 자세히 다루기로 한다.

先天之 精氣神의 脈과 穴

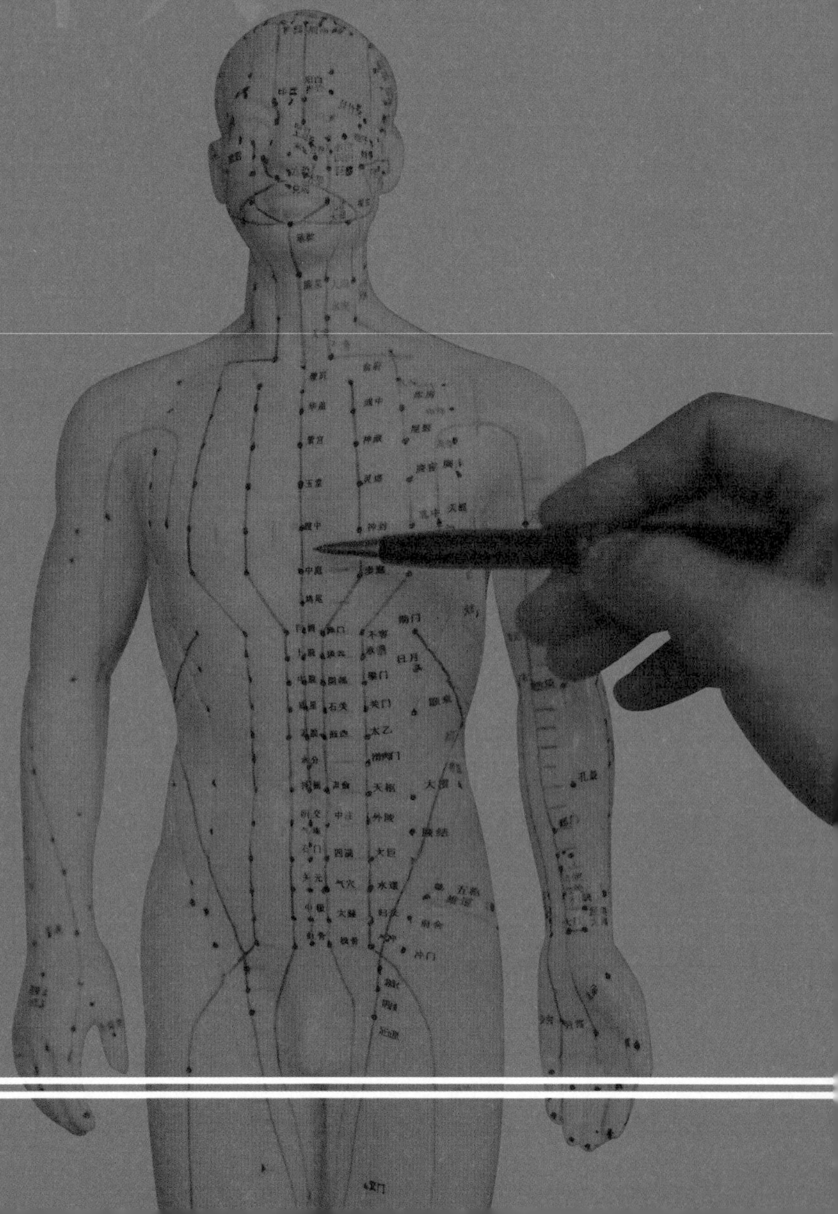

각론

1.

陽精脈[6](14개 혈 중 10개 혈)

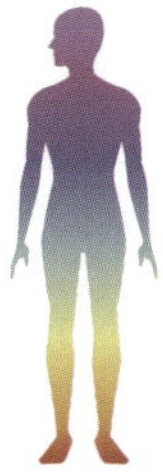

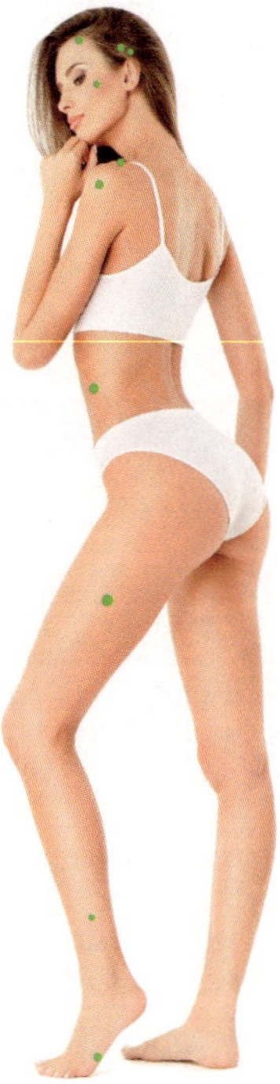

- 양정맥은 오른쪽 발 바깥 측면에서 출발하여 몸의 측면을 타고 머리로 올라가 왼쪽 발 바깥 측면에서 마치며, 안쪽 복숭아뼈 위의 음정맥(陰精脈)과 연결된다.
- 양정맥의 혈은 좌우 각각 10개다.
- 양정맥의 혈들은 뇌와 척추의 중추신경계를 자극하여 뇌척수 중추신경계 부위에 따른 병증을 치료할 수 있다.

* 양정맥, 양기맥은 우측으로 상승하여 좌측으로 하강. 음정맥, 음기맥은 좌측에서 상승하여 우측으로 하강

* 중신맥(帶脈)은 시상하부에 작용해 호르몬 안정을 통해 육장육부 관할. 양정맥은 독맥 정중선에 작용해 세우는데 반해 음정맥은 양옆 협척 라인 신경다발로 작용해 릴렉스

6. 기존 학설에서는 기경팔맥의 '양유맥'에 해당

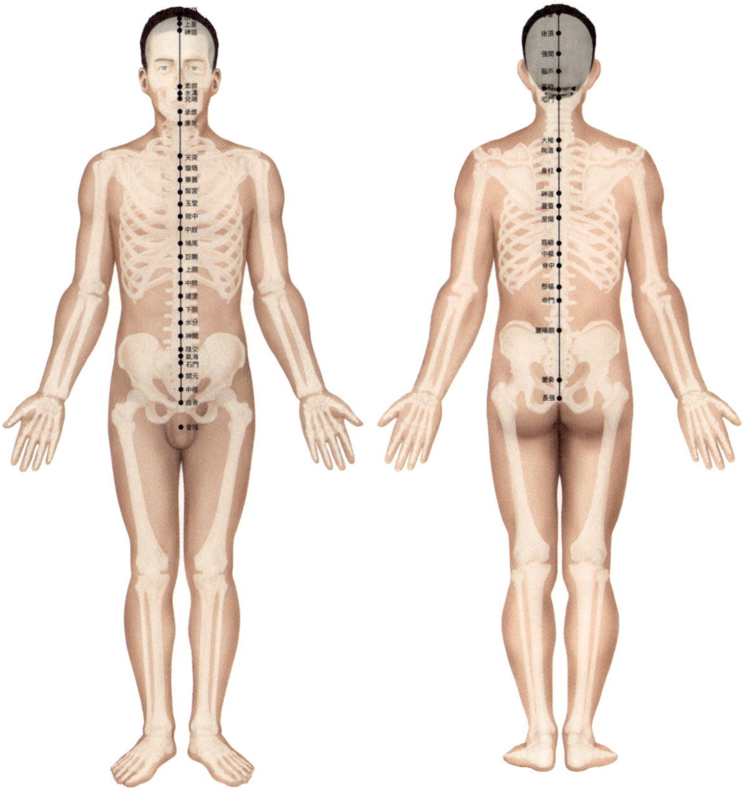

양정맥의 척추 부위가 작용하는 것은 척수회색질(신경세포)에 작용하는 것이다.

1혈(11좌음우양) [척추신경혈(1번)]

위치

- 속골혈 바로 뒤 0.5cm 정도
- 적백육제와 바닥 중간 정도 9mm 깊이

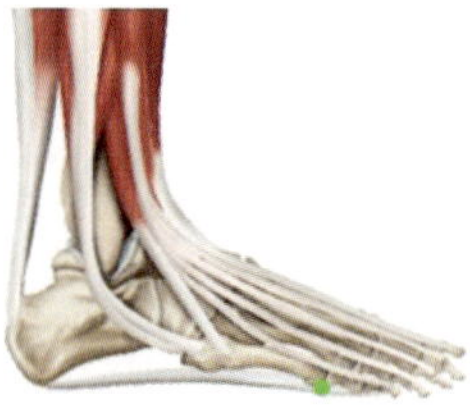

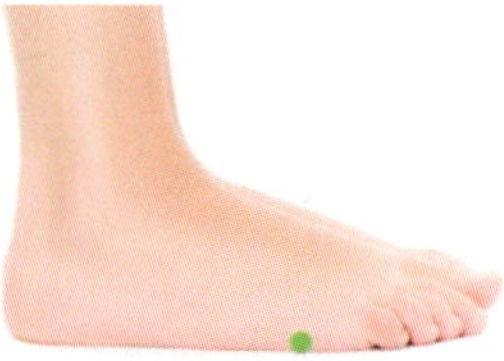

- 좌측은 음시작 음중음 양중양으로 진행(책에 기재된 내용)
- 우측은 양시작 양중양 음중음으로 진행

작용 부위 및 반응

뇌호-풍부-아문-대추, 영대-지양-근축, 현추-명문-(요양관과 요수 사이까지) 작용한다. 혈의 에너지를 확장해 표면에서 자극해도 에너지를 빨아들이게 할 수 있다. 사람에 따라 안 좋은 부위기 있으면 문제가 있는 부위에 반응이 몰릴 수 있고, 1차로 척추신경의 반응 이후 순차적으로 해당 척추와 연관된 장기와 조직에 반응이 나타나며 긴장과 스트레스가 풀리는 반응으로 노곤함이 느껴질 수도 있고 통증 반응이 나타날 수도 있다.

척추 신경 부위

C1-8 T6-10 12 L 2 4

2혈(11중) [소뇌혈]

- 11mm 깊이
- 광명혈(5촌 위) 근처 비골 가운데 위치(장비골근 장무지신근 사이)
- 광명혈은 비골 전연이고 양교혈은 비골 후연이다.

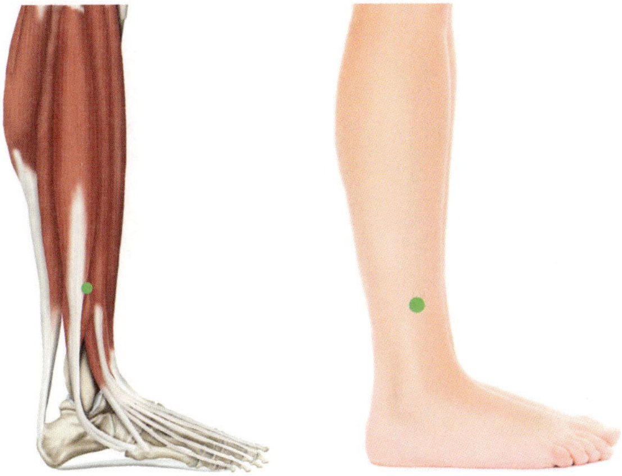

작용 부위 및 반응

소뇌를 활성화하고 목과 이어지는 머리에 작용하여 육체 균형과 운동 조절에 도움을 준다. 목 어깨 결림을 해소하고 육체를 완전히 릴랙스해 숙면에 도움을 준다. (두개천골 요법) 뇌줄기(중뇌 교뇌 연수)에 작용한다.

3혈(11좌음우양) [전두엽혈]

- 풍시혈 약 2촌 위 장경인대 후면 라인, 11mm 깊이
- 슬관절반달연골면~대퇴골큰돌기 근육 결 라인 약 3/5
- 장경인대 위

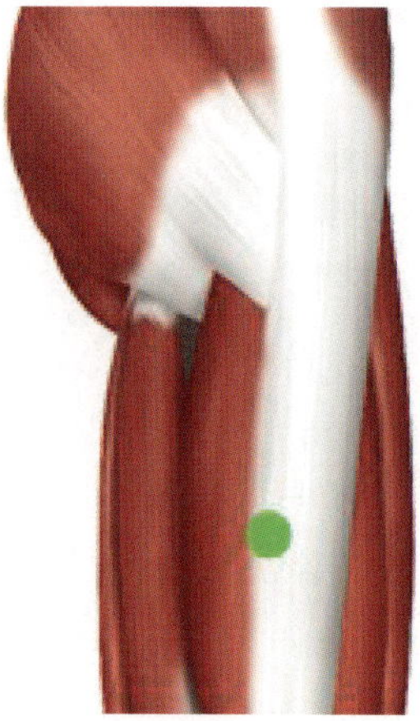

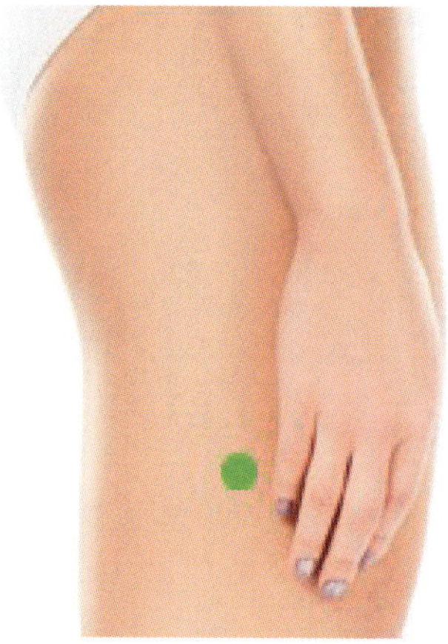

작용 부위 및 반응

전두엽에 작용하여 에너지를 활성화하므로 의식이 맑아지고 눈이 밝아짐.

제3뇌실 작용.

척추 신경 부위

T1-5 11 C 1 3 5

4혈(15좌양우음) [전시 상혈]

- 대맥혈 뒤 2cm에서 상 1cm 위치, 24mm 깊이(181cm 80kg 남)
- 대맥혈 뒤 1.5cm 상 1cm(171cm 80kg 남)

대맥혈은 팔꿈치 끝이 옆구리 닿는 부위이며 배꼽과 평행선을 그은 선상에 있다.

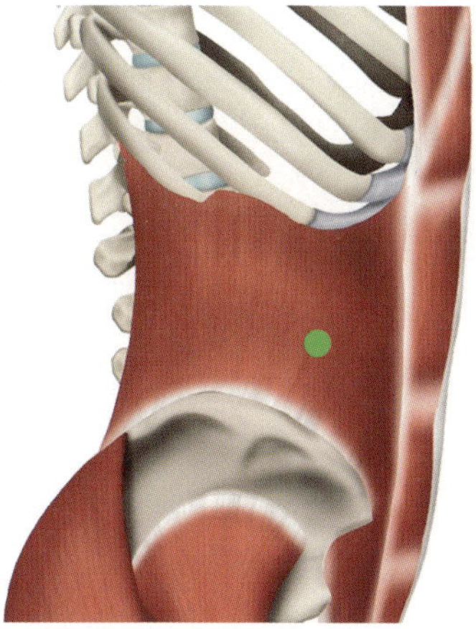

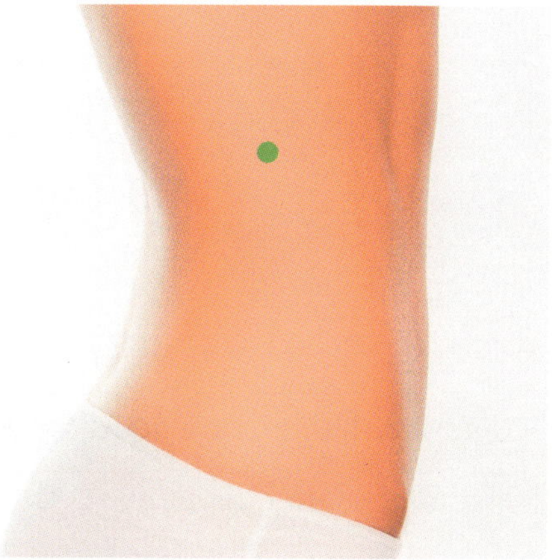

작용 부위 및 반응

시상 앞부분에 작용하여 몸보단 심리에 변화를 주어 무심 적멸 침묵.

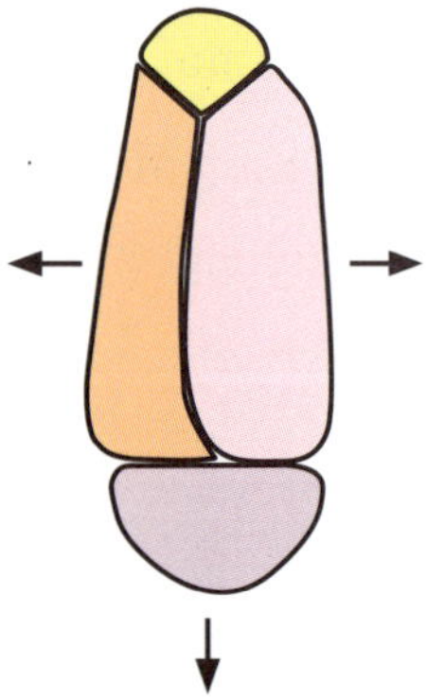

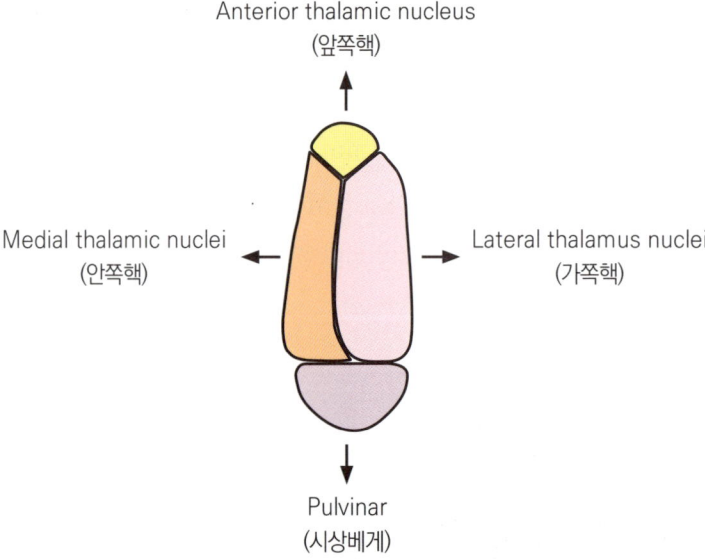

시상 핵은 크게 4가지로 분류된다. 이 중 시상베개를 뺀 나머지가 작용한다.

- Anterior thalamic nucleus(앞쪽 핵)
- Medial thalamic nuclei(안쪽 핵)
- Lateral thalamic nuclei(가쪽 핵)
- Pulvinar(시상 베개)

정동 감정 발현의 메커니즘에 작용해 생각이 사라진다. 명치 아랫부분 무릎 위 반응. 양미간 인당과 측두부에 생명열 반응 체크(영의 자리는 인당 윗부분) 가능. 사고적으로 생각할 필요가 없는데 계속 생각이 많은 경우 잡아 준다.

* 시상의 앞쪽은 생각을 멈추게 하고 뒤쪽은 감정을 정화한다.

* 뇌에서 중뇌 부위의 역할이 중요(호르몬 조절 이상의 의미): 간뇌(시상 시상하부), 뇌하수체, 중뇌(상구, 하구, 사구체), 뇌교, 연수 - 뇌파 테스트, 뇌 활성도 사진 등으로 수많은 논문 작성 가능.

5혈(15중) [우측두엽혈]

- 견료혈 아래 30도 각도 뒤쪽으로 2cm 위치 12mm 깊이(181cm 80kg 남)
- 견료혈 뒤 30도 사선 1cm 위치(171cm 80kg 남)
- 상완골 큰결절 중중산하함처 뒤로 1cm가량

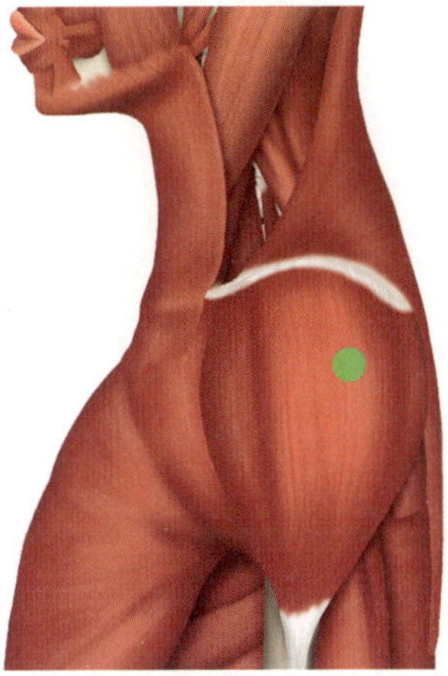

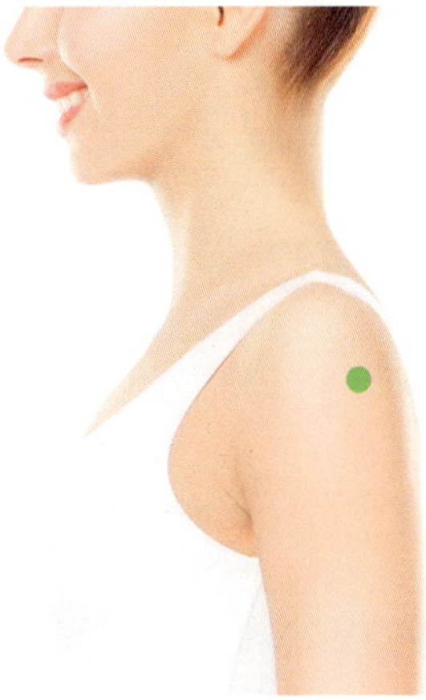

작용 부위 및 반응

우측두엽을 자극하고 태양신경총을 활성화하여 뇌와 태양신경총의 연결을 순조롭게 한다. 장기·신체의 균형을 바로잡고 질서를 유지하며 정서적 안정을 준다.

내장 기관 역할 조정을 통해 신경성 위장병(만성 설사, 과민 대장)을 개선한다. 위, 장, 간, 신, 특히 십이지장을 조절해 간 기능 저하, 냉병, 정력 저하, 신경성 소화장애 등의 증상을 개선할 수 있으므로 현대인에게 활용도와 응용 범위가 넓다. 침만으로 활성화하는 것이 현실적으로 어려워 생명열약침이 필요하다. 미주신경에 영향을 준다.

척추 신경 부위

C 4 6 T 4 6 8 L 3

6혈(11중) [상부 앞 다리뇌혈]

- 광경근(넓은 목근)과 승모근 사이

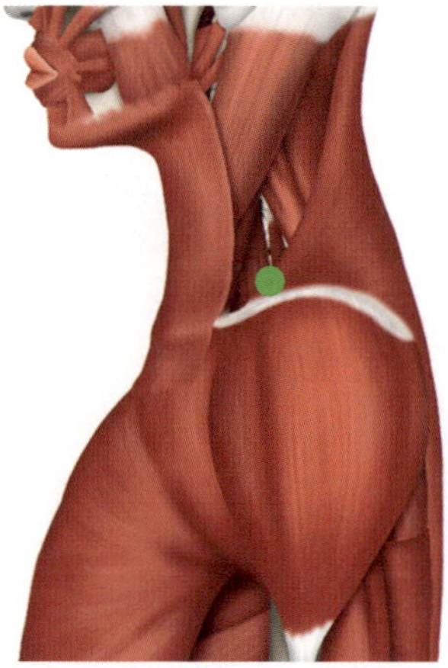

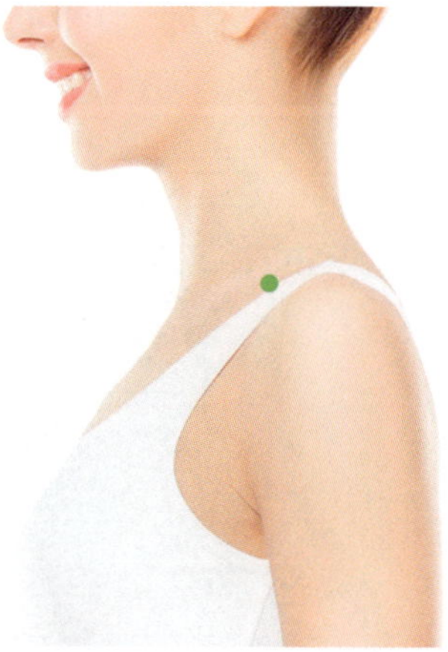

작용 부위 및 반응

안면신경, 삼차신경, 안구운동(눈돌림-사시), 이비인후, 침 분비, 평형 감각에 작용하며 다리(허벅지부터 종아리)에 반응한다. 따뜻한 기운이 도는 느낌이다. 경골신경 작용.

척추 신경 부위

C 5 8 T 5 7 9 L 5 S 5

※ 5번 혈과 6번 혈 사이에 음양중의 순서상 두 개의 혈이 더 있을 것으로 추정한다.

7혈(11좌양우음) [후두엽 척추신경혈]

- 광대뼈 바깥 아래 뼈들이 겹쳐 오목하게 들어가는 곳
- 동자료 3cm 아래 귀 쪽으로 위치하며 17mm 깊이

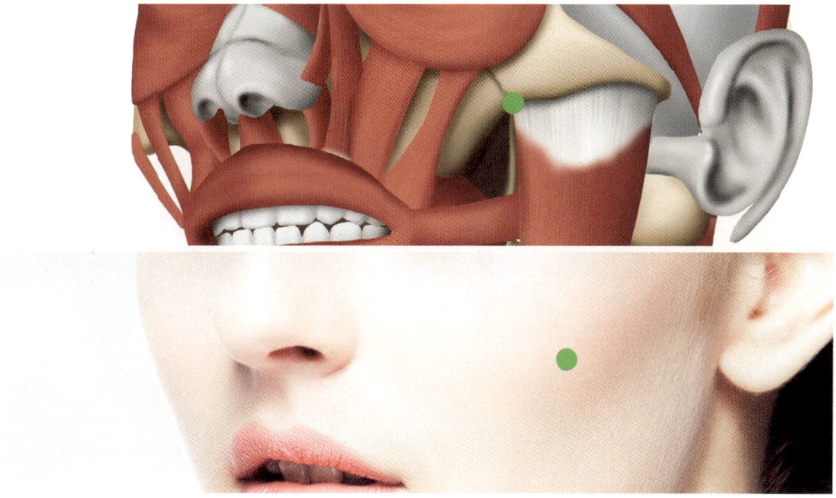

작용 부위 및 반응

후두부에 작용하여 시각신경에 작용(눈의 찌꺼기가 빠지는 느낌)하고 세로토닌이 분비(happy)된다. 델타파의 상태가 형성됨. 도도-신주-신도, 중추-척중-현추 부위에 작용한다.

폐경락 언노운혈, 호흡을 바르게 하기 위해 척추를 바로 세우다 보니 거북목도 치료된다. 단전 차크라는 에너지 레벨이 하등하여 육체적 수준이다.

척추 신경 부위

C 2 4 7 T2 4 10 11 L5 S3

※ 6번 혈과 7번 혈 사이에 음양중의 순서상 한 개의 혈이 더 있을 것으로 추정한다.

8혈(11중) [후시상혈]

- 현로혈[7] 사선 방향 뒤쪽 0.5cm 부위의 저작근 움직이는 선상에 위치
- 11mm 깊이
- 눈외자 1.5cm 라인상에서 눈썹 라인 1횡지가량 위 머리카락 바로 앞(저작 시 근육 유동처)

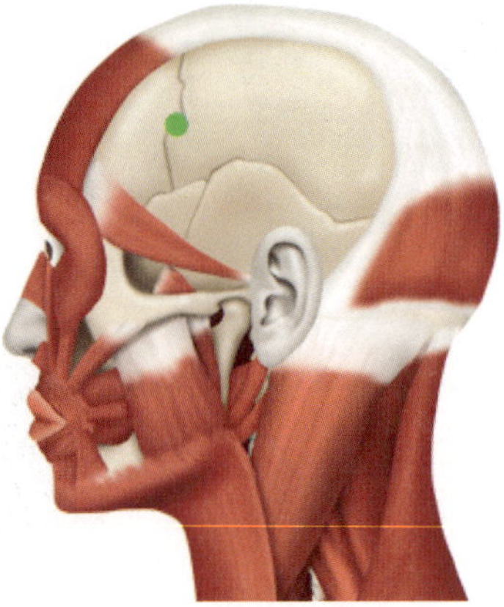

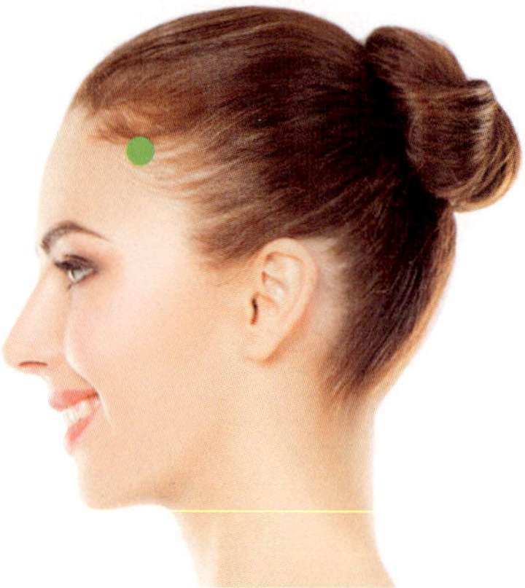

작용 부위 및 반응

심리적으로 중요한 혈이다. 시상 뒤쪽에 작용하여 감정을 정화하므로 걱정거리가 사라진다. 인생에서의 가장 큰 고민을 떠올리며 반응을 살폈더니 고민은 되나 감정이 올라오지 않는 감정 정화(청소) 기능을 해 준다.

황원장 님의 경우 허리 수술 부위에 통증 반응이 있는데 더불어 이혈도 같이 반응이 있었다. 즉 통증과 감정이 같이 연계되어 있음을 알 수 있다. 허리 부상 또는 기타 통증과 감정의 상관관계를 연구한다면 좀 더 근원적인 치료가 가능할 것으로 보인다.

바르는 사람의 의식이 혈을 인식하고 있으면 비슷하게만 발라 줘도 에너지가 작용한

7. 두유혈과 곡빈혈 중간에 위치한다.

다. 정확하게 하면 더 치료가 잘 되는데 에너지의 반응은 동기상구하기 때문에 의사가 그 혈을 활성화하겠다는 마음이 중요하다. 단, 침은 좀 더 정확히 찾아야 한다.

시상하부에서 호르몬이 제대로 분비되기 위해선 사상에서 생각과 감정이 먼저 정리되어야 한다고 이해할 수 있다. 생각과 감정이 정리되면 치료 호르몬이 더 잘 분비될 수도 있다.

척추 신경 부위

C6 T1 4 L5 S3

9혈(15좌음우양) [좌측두엽혈]

- 귀 중앙에 위치
- 이첨상으로 3cm 오목한 곳에 위치, 12mm 깊이

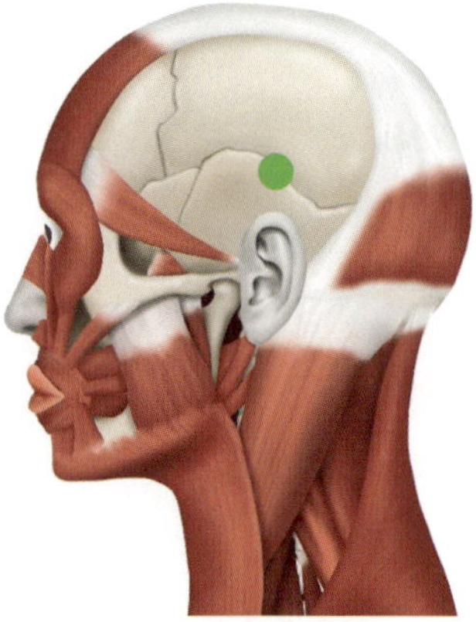

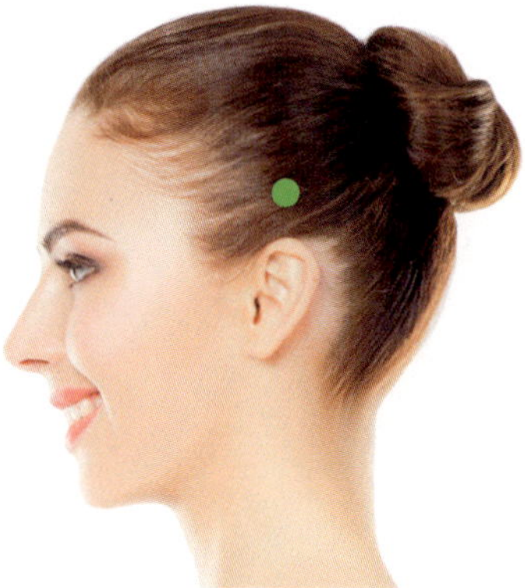

작용 부위 및 반응

효능은 5혈과 동일하며 함께 활용할 수 있다.

정중신경, 좌골신경, 총비골신경(비골신경큰줄기)이 작용한다.

척추 신경 부위

C4 T6 L4 S4

※ 8번 혈과 9번 혈 사이에 음양중의 순서상 한 개의 혈이 더 있을 것으로 추정한다.

10혈(11중) [후두정엽혈/두정엽후혈?]

- 좌측두혈 아래 사선 방향으로 미끄러지듯이 내려가 오목한 곳에 위치, 12mm 깊이

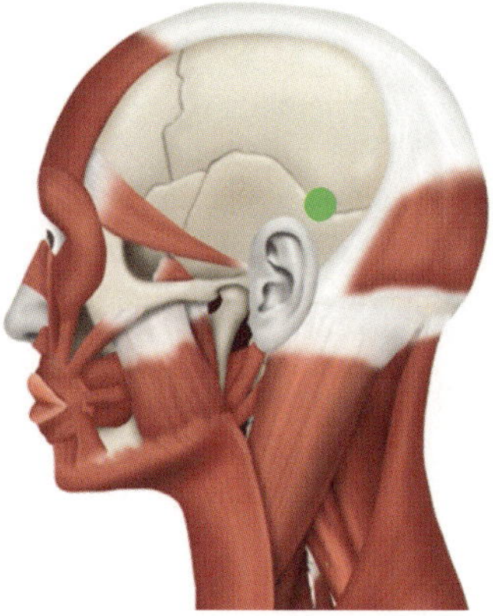

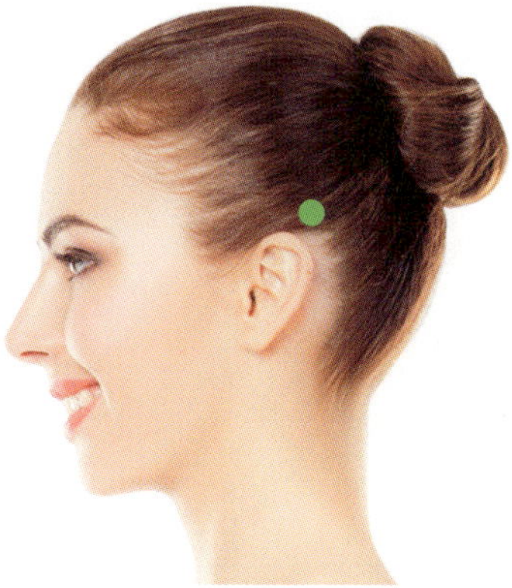

작용 부위 및 반응

두정엽 뒷부분에 작용하여 시각 정보 처리 공간 감각에 영향을 주고 온몸 근육에 힘이 들어가고 활성화(발, 다리, 복부 등 근육에 힘이 들어가며 냉기를 빼는 반응)

* 임독맥을 땅에 내려 펼쳐 낸 후 별에너지를 떨어트려 하늘의 별과 상응하는 관계를 살펴본 적 있음.
* 호모사피엔스 뇌와 네안데르탈인 뇌(동물적 암기: 암기는 잘하나 창조적 사고를 못함)

척추 신경 부위

T5 S1

2.

陰精脈[8](11개 혈 중 9개 혈)

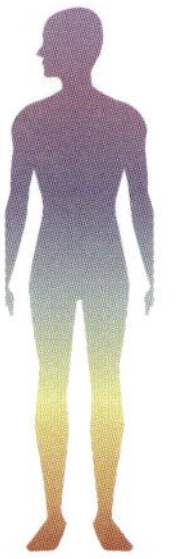

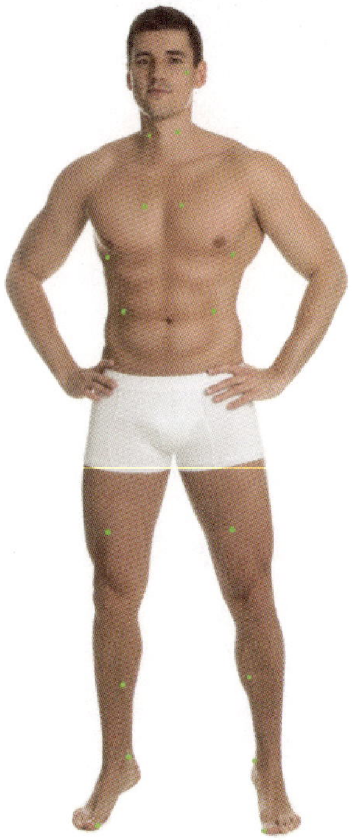

- 양정맥, 음정맥은 기본적으로 뇌로 작용. 양정맥은 독맥 정중선에 작용해 세우는 데 반해 음정맥은 양옆 협척 라인 신경다발로 작용해 릴랙스. 중신맥(모두 중혈로 구성)은 육장육부를 관할하고 몸의 상하좌우를 조절하여 육체적 균형을 조절한다.
- 양정맥이 다 돌면 하복부 정중심에 작동하고, 음정맥이 다 돌면 서혜부로 작동(반응). 뇌 쪽을 작동했더니 오히려 정으로 돌아오고, 육체 쪽으로 돌았던 기운은 최종적으로 뇌로 간다.
- 혈은 아무리 작아도 에너지 필드(변전소), 혈의 종류는 음·양·중 삼태극
- 각각의 챠크라와 단전을 조절하는 챠크라혈과 단절혈이 있다.
- 하단전혈 체험 실습(밑으로 갔다가 하단전으로 올라옴): 뒤 명문도 열리며 하단전호흡
- 같은 혈위라도 깊이에 따라 다른 역할을 한다. 정확한 인지와 인식을 바탕으로 활성화해야 한다.
- 혈의 활성화, 청소, 재생(15레벨)하는 혈과 혈터가 있다. (영의 자리는 불이 무아) 각 경락 전체나 전신을 한 방에 청소, 활성화하는 혈도 있다.

8. 기존 학설에서는 기경팔맥의 '음유맥'에 해당

- 만리포 바닷가에 13레벨 혈터가 하나 있다. 계룡산 부근 시상하부 작용 혈터와 김일부 선생이 공부했던 송과체 혈터
- 음정맥은 왼쪽 엄지발가락에서 시작해 올라가 이마를 지나 오른쪽으로 내려간다.
- 영자리(간절함): 불이(不二)와 무아까지 가는 혈, 의식이 뒤집어지며 하나가 된다.

먼저 영자리에 밤을 바르고 5분 명상 후 수업하는 것이 좋다. 평소에도 영자리를 계속 관하여 쭉 들어가면 식이 깨지면서 불이로 들어간다. 영자리는 스스로를 나타내는 자기혈인데 하늘로부터 내려온 10레벨 자리. 무아와 불이로 들어가는 자리. 의식이 처음엔 9레벨에서 10레벨로 확장된다. 의식의 상태가 올라가야 의사가 11레벨 15레벨 혈들을 제대로 활용할 수 있다.

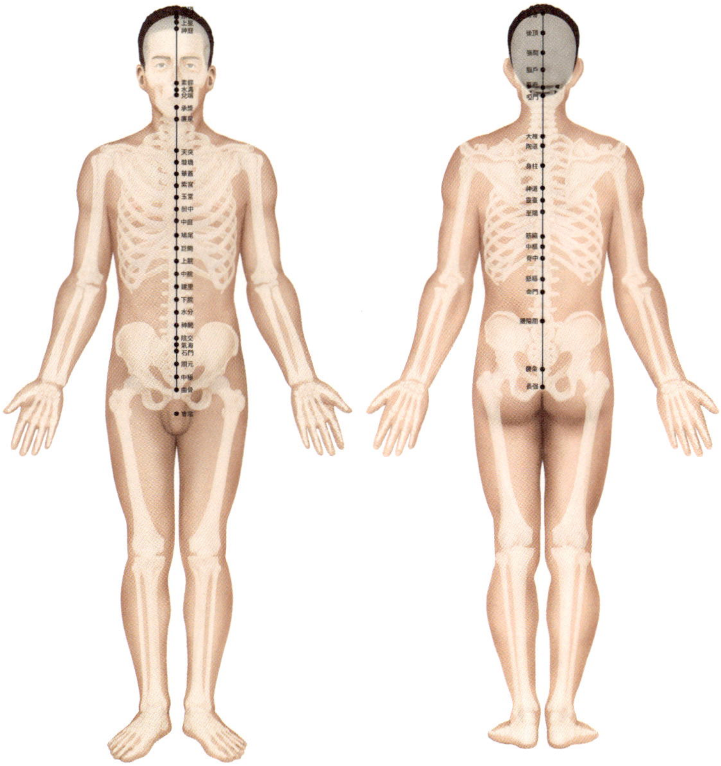

임독맥 옆 협척혈 라인이 음정맥 작용 영역이므로 참고.

1혈(11좌양우음) [중뇌혈]

- 대돈혈 사선 방향 전하방 적백육제에서 약간 적색 쪽 위치(1cm가량)
- 15mm 깊이 엄지발가락 말단 뼈 중심 오목한 곳

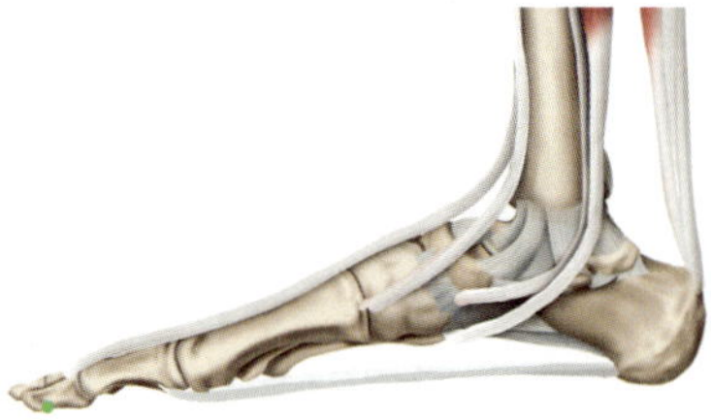

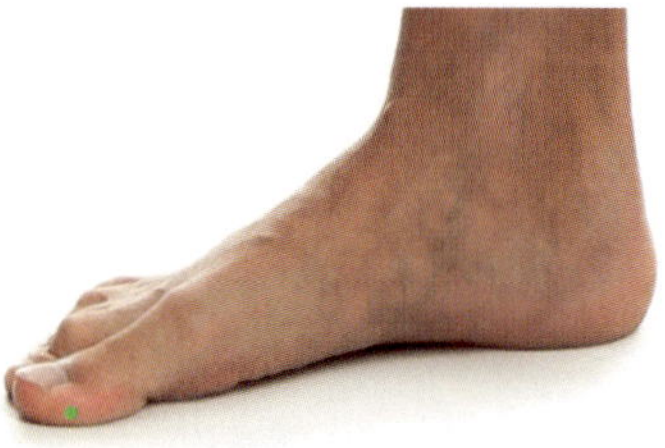

- 좌양시작 양중양 음중음 순으로(책에 기재된 내용)
- 우음시작 음중음 양중양 순으로

작용 부위 및 반응

중뇌혈에 상구(윗둔덕)에 작용한다. 중뇌 해부 단면에서 윗둔덕, 중심 신경다발, 흑색질(도파민, 파킨슨)에 작용하며 눈을 자극한다. 중뇌는 시청각 반사중추, 동공반사중추, 안구운동신경중추, 자세반사중추이다. 바로 척추 정중선에 작용하는 것이 아니라 협척혈 라인 신경다발에 작용하여 등이 따뜻한 느낌이다. 턱관절에 반응이 있다.

척추신경 부위

C5 T3 5 10 전근 방향 L4 전근 방향 S4 후근 방향 작용

중뇌는 운동신경 중추라 몇 가지 혈을 조합하여 파킨슨병을 치료하는 데 응용할 수 있다.

* 자침 시(밤을 바를 때) 여러분의 의식으로 안쪽 깊숙한 혈 중심을 인식해 주며 15~20회 살짝 눌러서 돌려 주며 밤을 발라 준다. 바른 후 어느 정도 시간 후 작동하면 뇌와 연관 부위의 반응을 차례로 느껴 본다.

* 시신경척수염 환자 치료혈(+복부)

2혈(11중) [뇌량혈/뇌교혈]

- 내과 안쪽 뼈 오목한 곳
- 내과첨 라인(내과 꼭대기)의 내과 뒤쪽 면에서 사선으로 위쪽 약 1cm 부근, 내과 뒤 뒤정강근 힘줄 사이 약간 오목한 부위

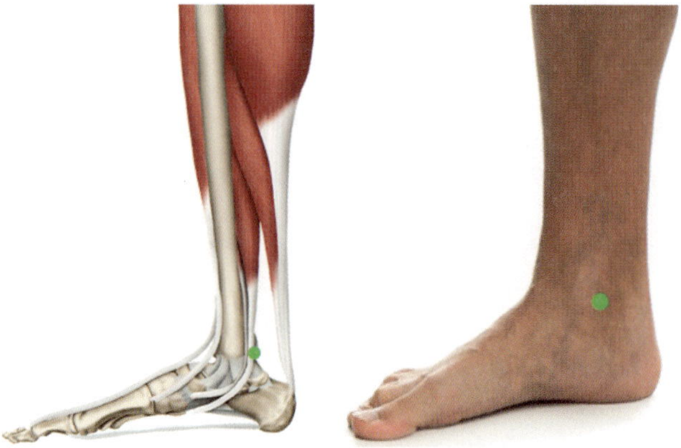

작용 부위 및 반응

뇌량 앞뒤 잘라 낸 가운데 본체의 앞부분의 강박 영역에 작용한다.

Cf) 가운데 부분이 우울, 뒷부분이 분노 영역이다.

ADHD(충동형 감정부조화에 효과/폭력형은 다름)

척추 신경 부위

C8 후근 T8 11 L3 전근

마음의 안정을 통한 릴랙스(보통 강박증이나 우울증 환자를 치료할 때 뇌량에 에너지를 넣어 준다)

변연계 이쪽에서 정신병 치료에 중요한 혈자리: 강박 우울 치료, ADHD.

3혈(11좌양우음) [전전두엽혈]

- 축빈에서 대각선 내하(후하) 방향으로 1cm가량 위치, 11mm 깊이
- 축빈혈은 태계혈 5촌 위(내과첨과 무릎 가운데 사이가 15촌이므로 1/3 부위) 비복근 가자미근 사이

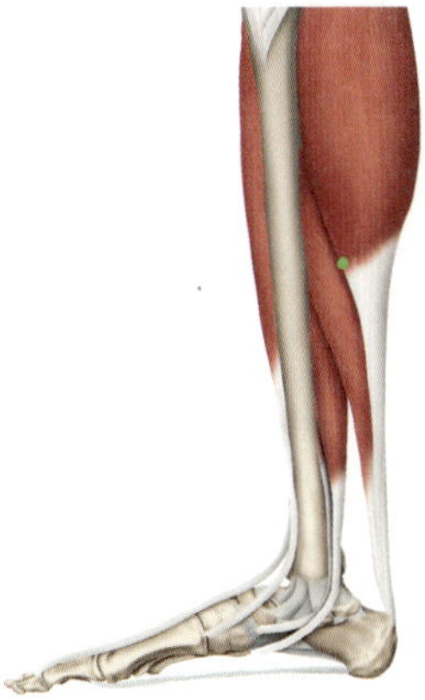

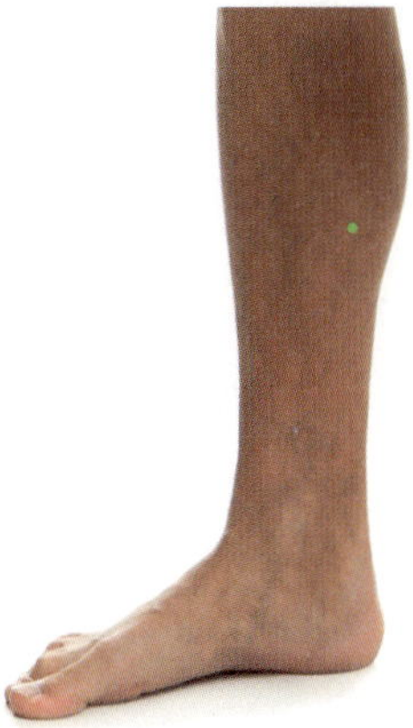

작용 부위 및 반응

시상안쪽핵 median group. 브로드만 영역 10, 11번 구역. (추후 브로드만 영역 그림 참고) 생각의 뇌(뇌의 사령탑)인 전전두엽(앞이마)에 작용해 뇌량혈보다 조금 더 깊은 마음의 안정과 릴랙스를 가져다준다. 침샘 부위에 반응이 있다.

척추 신경 부위

T1 후근 S2 전근

압박·긴장감 조절, 용기, 문제해결 능력 향상, 인내력 높임, 의욕 고취, 시상과 연결되어 감각 처리 감정 처리, 편도핵 연결·기억 작업, 시상하부와 연결되어 내장 기능 자율신

경 조절. 굉장히 광범위하게 작용.

드러나지 않는 깊은 무의식적 우울(당뇨의 심적 원인은 우울). 예를 들어 겉으로는 밝아 보이는 코미디언의 우울 등이 대표적이다.

당뇨의 원인에 대한 치료혈이며, 정신병이라 할 수는 없으나 약간의 문제 소지가 있는 부분에 활용 가능할 것으로 보인다.

4혈(11중) [뇌하수체후엽혈]

- 혈해혈[9]에서 대각선 외상 방향으로 2cm 위치(181cm 80kg 남), 대퇴직근 내측광근 사이
- 혈해혈에서 대각선 외상 방향으로 1.5cm가량 위치(171cmkg 남), 14mm 깊이

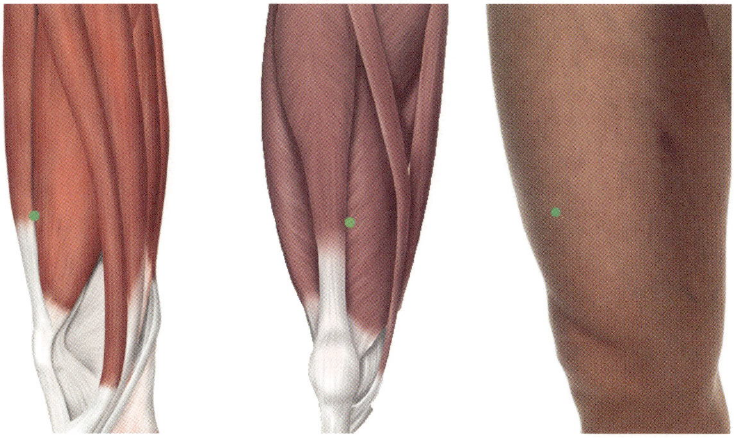

작용 부위 및 반응

귀상전부 신경성 뇌하수체에 작용해 happy(마음 열림)

후엽-옥시토신(OT) 바소프레신(ADH) 분비

척추 신경 부위

T5 10 L4 S3

여성들의 신장(우명문)이 망가져 에너지가 간으로 올라가지 않고 정으로도 생성되지 않아 힘들어하는 갱년기에 특효다. 우명문은 간을 통과해 상향하여 심장으로 에너지가

9. 슬개골내상연상 2촌에 위치한다.

올라가고, 좌신장은 밑으로 내려가 정을 만드는데 이런 작용에 문제가 발생한 것을 한 방에 해결한다. 뇌하수체 후엽에 작용해 신장, 간담, 심장을 연결하여 행복하게 만든다.

혈자리를 잡을 때 무릎 각도에 따라 변화가 있으니 자세도 고려해야 한다. 약침을 쓰면 찾아가 보정할 수 있다.

※ 3혈과 4혈 사이에 좌음우양의 혈이 하나 더 있을 것으로 추정한다.

5혈(11좌음우양) [접형동혈]

- 배꼽에서 4지외측 1횡지 위쪽에 혈 위치 8.5mm 깊이

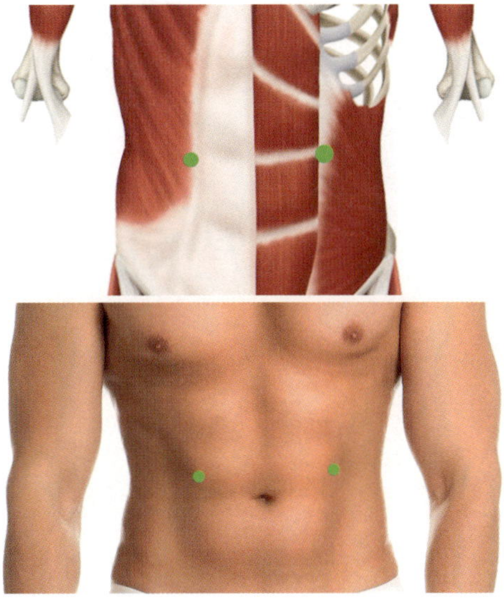

작용 부위 및 반응

뇌하수체를 둘러싼 공간에 해당하는 접형골동(공간)에 작용해 코안 쪽이 아주 시원해지며, 눈 쪽으로도 작용한다.

척추 신경 부위

T 7 11 L5

이비인후과적 작용이 이루어지며 폐가 시원해져 비염[10]이 치료되고, 목소리 트임 현상이 일어난다.

10. 비염: 상영향, 폐청소혈, 접형동혈

6혈(15좌양우음) [내하전전두엽혈]

- 6번 늑골 위에 위치 8mm 깊이

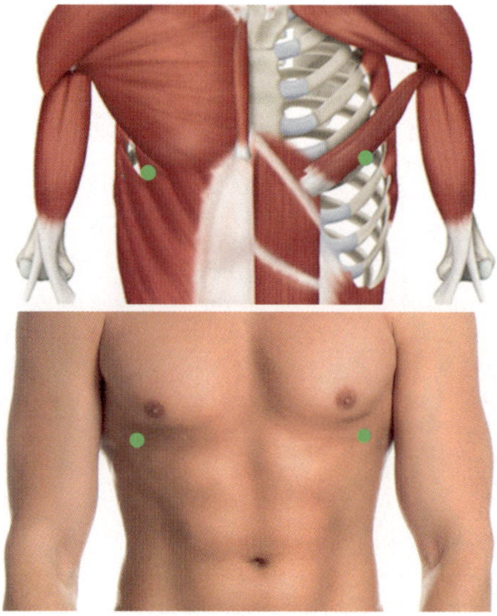

작용 부위 및 반응

전전두엽 안쪽의 아래(태양혈 외상방 안와전두피질, 복내측 전전두피질)에 작용해 깊은 릴랙스(평화 안정)

뇌구역(브로만 영역) 11 앞부분 작용 - 이차적으로 시신경 쪽 작용

척추 신경 부위

T12 L5 S4

7혈(15좌양우음)

- 13mm 깊이
- 늑골 2-3번 사이, 가운데서 1.5cm 바깥

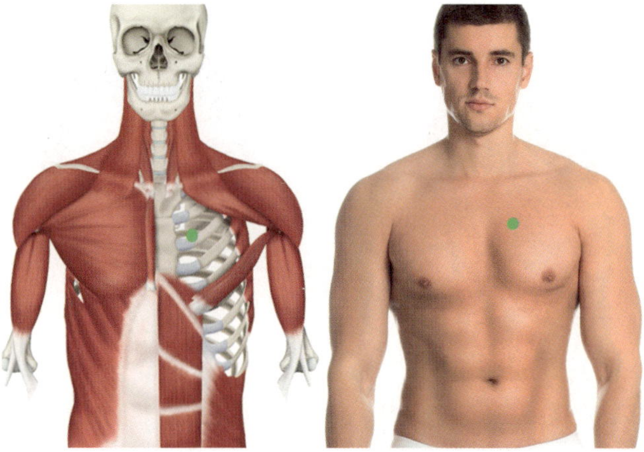

작용 부위 및 반응

시상하부와 뇌하수체 연결부위에 작용한다. 정보 전달 원활하게 해 주며, 깊은 잠을 잘 수 있다. 깊게 침잠하도록 돕는다.

척추 신경 부위

T6 11 L3 S1

이차 반응 광대뼈 안쪽 명치 소장 부위

※ 6혈과 7혈 사이에 중의 혈이 하나 더 있을 것으로 추정한다.

8혈(11좌음우양) [후하시상하부혈]

- 인영혈 대각선 내상방 1cm 위치, 8mm 깊이
- 윤상갑상인대 옆 흉쇄유돌근위에서 상당히 큰 모양으로 위치

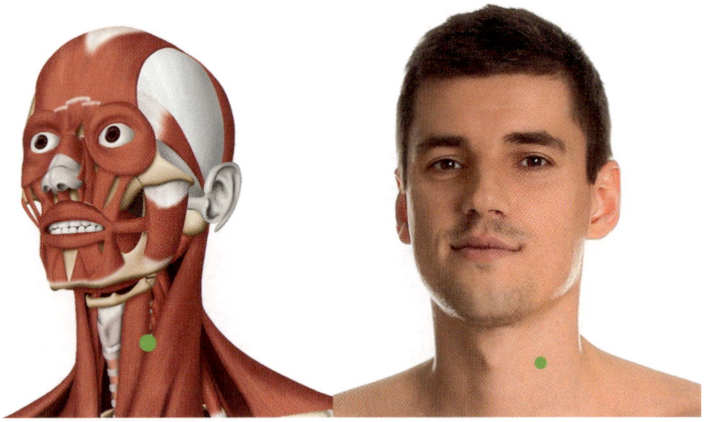

작용 부위 및 반응

음정맥 8번 혈(후하시상하부혈)은 시상하부핵뒷면(posterior hypothalamic nucleus)에 작용해 체온이 상승, 혈압이 상승한다. 자극적 각성이 아닌 릴랙스한 상태로 각성한다. (의식 명료, 교감신경적 작용)

시상하부 뒤쪽 아랫부분에 작용(앞은 없음)하여 마음과 정신이 투명해진다.

시상의 뒤 가쪽 핵 뒤 1/2 부위(뒤 가쪽 핵은 통각과 온도 감각 전달, 팔다리 정도 전달)

시상하부 가쪽 핵 위쪽 1/2 부분(가쪽 핵에는 섭식중추가 있다)

이차적으로 아랫부분 어금니 안쪽, 유방 전체, 대퇴내측 신경 작용.

척추 신경 부위

C 4 6 7 T 6 9 T 7 10 S3

목뒤 견갑골 내측 근육을 이완시킨다. 1혈당 30분은 느껴 봐야 한다. 이후 물티슈로 닦아 낸 후 다음 혈을 느껴 보는 것이 바람직할 듯하다. 개인적인 연습은 하루에 1~2혈씩 하는 것을 추천한다.

9혈(11중) [하부앞다리 뇌혈]

- 눈꼬리(주름) 끝선하방과 하안와잡 아랫선 교차점 부근, 6mm 깊이
- 광대뼈 중간 라인의 앞으로, 손으로 쓸었을 때 걸리는 끝부분의 오목한 곳

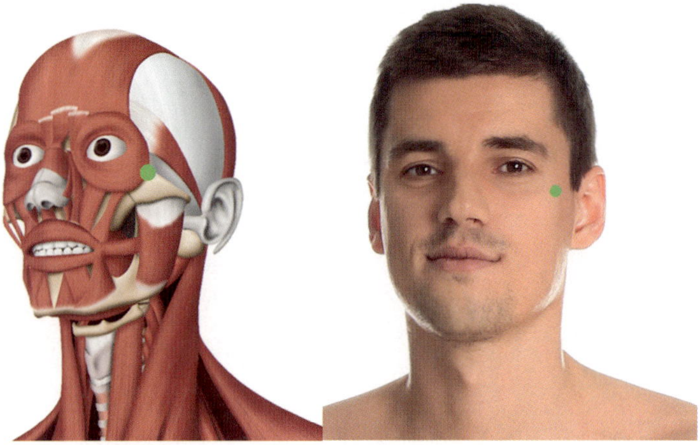

작용 부위 및 반응

유방 윗부분과 자궁 부위 둘을 연결한다. 뇌교 앞 아랫부분에 작용해 대뇌와 척수의 연결 원활히 하여 전체적으로 신경이 펼쳐진다. 교뇌 부분 전체 작용한다.

수면 호흡 작용으로, 잠을 잘 때 호흡을 잘해 깊게 잔다. 방광 조절, 삼키기, 운동 능력, 평형 감각, 얼굴 감각에 작용한다.

외전신경핵(갓돌림신경핵) 속귀 얼굴신경 삼차신경 소뇌다리 작용한다.

척추 신경 부위

T4 8 L5 S4 L5 후근 S4 전근 작용 - 남성

정 구성하는 모양이 구형일 때 센터부터 중, 양, 음의 상태로 모인다.

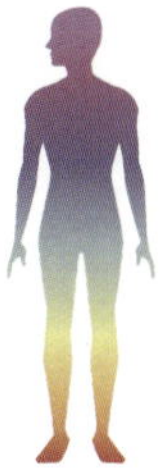

3.
陽氣脈[11](11개 혈 중 10개 혈)

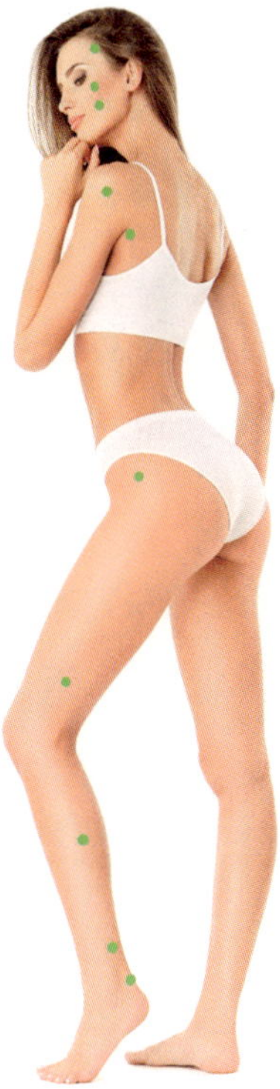

- 음정맥을 공부하니 몸이 무겁고 늘어지는 현상
- 삼태극: 혈(穴)도 음·양·중, 기경도 음·양·중맥 — 중맥(중정맥, 중기맥)은 체내에서 돌며 생각만 해도 기분이 좋아짐
- 좌우 경혈 배합하여 활용하면 반응처의 에너지 레벨 상승: 경혈을 음양 순서로 치료하면 음에너지 레벨 상승, 양음 순서대로 치료하면 양에너지 레벨 상승
- 7혈, 10혈이 15레벨 중 중심혈로 두정엽 앞뒤로 작용
- 양기맥은 어깨 7혈에서 시작 — 어깨에 하늘로부터 수신을 받는 혈이 많은 듯하며 마음보단 육체에 더 작동하고 뇌와 신체 전면부에 작용한다. 이에 비해 음양정맥은 마음에도 작용을 많이 하고, 뇌 척추 라인 중앙과 협척 라인에 작용한다.
- 양신맥 8혈: 척추 전체의 디스크에 작동해 늘려 줌, 수행 자세 관련
- 에너지밤을 바르고 차 한두 잔 마시는 시간 정도 경과해야 제대로 느껴짐
  앞서 바른 혈과 섞여서 혼동이 올 수 있으니 어느 혈을 느낀다는 의식을 명확하게 하여 구체적으로(예를 들어 "9번 혈을 작용했을 때 작동하는 부위") 명령을 내린 후, 더 예민한 왼손으로 느껴 보며 따라가다 에너지가 걸리는 곳을 찾은 후 밖으로 나갔

---

11. 기존 학설에서는 기경팔맥의 '양교맥'에 해당

다가 가까이 다가오며 반응 부위를 명확히 탐색해 본다. 너무 집중하지 말고 편안히 지켜보고 있다가 (따뜻한 생명열 현상) 반응이 오면 느껴 본다.

- 바르고 나서 의식을 표면보단 혈이 있는 깊이의 위치에 두면 반응이 빠르다. 혈은 활성화하면 커지기 때문에 그 안쪽에 의식을 두어 키우면 얕은 위치에 자극해도 효과를 낼 수 있다.
- 혈이 가지고 있는 정보 전달 경로: 대부분의 일반 경혈은 시상에 가서 반응 이후 실행부서인 전두엽(대뇌피질 43번 구역: 일차 몸 감각 영역 아랫부분)에서 작용하는데 반해, 기경팔맥의 혈은 직접적으로 뇌의 어떤 부분에 작용한다. (기경팔맥은 선천, 12정경은 후천: 생명 현상에 있어서는 기경팔맥이 더 본질적)
- 양기맥의 경혈 자극은 내부 장기에 직접 작용하는 것은 아니고 표피와 장기 사이(복강, 복막)에 작용한다. 영향을 미치는 부위 섹터의 공간에 영향을 미쳐 2차적으로 장기의 활성화를 유발할 수 있다.
- 현대엔 혈관을 정화하는 혈 연구 필요: 동맥 따로, 정맥 따로, 모세혈관 따로. 어쩌면 중맥 연관되어 있지 않을까 싶다. 혈액은 정화하는 혈이 많지 않고 비교적 간단하다.

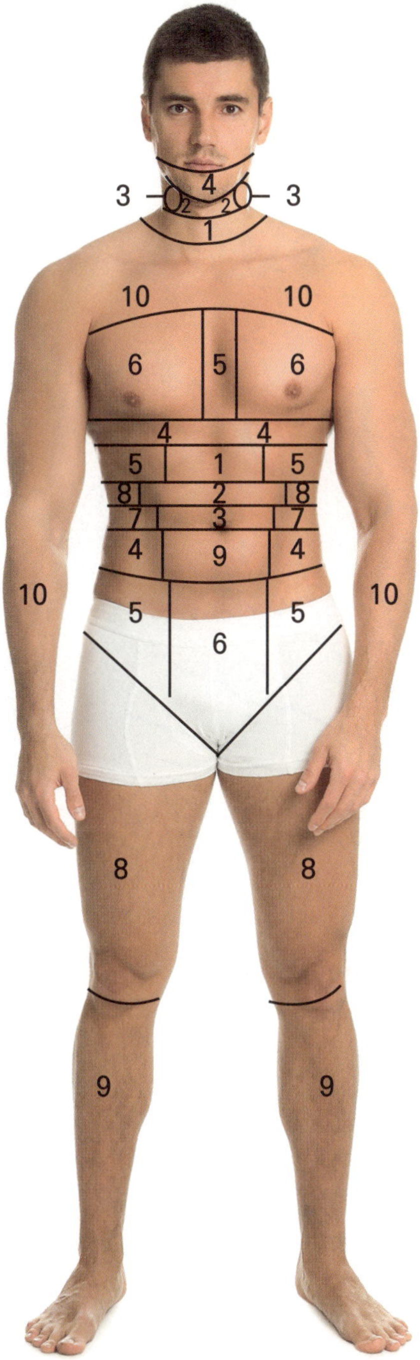
4
3
2
2
3
1
10
10
6
5
6
4
4
5
1
5
8
2
8
7
3
7
4
9
4
10
10
5
5
6
8
8
9
9

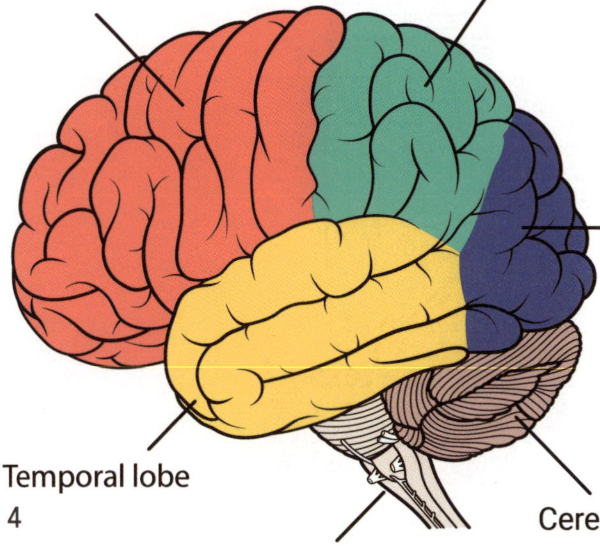

3 - 두정엽

4 - 측두엽

6 - 후두엽

8 - 소뇌

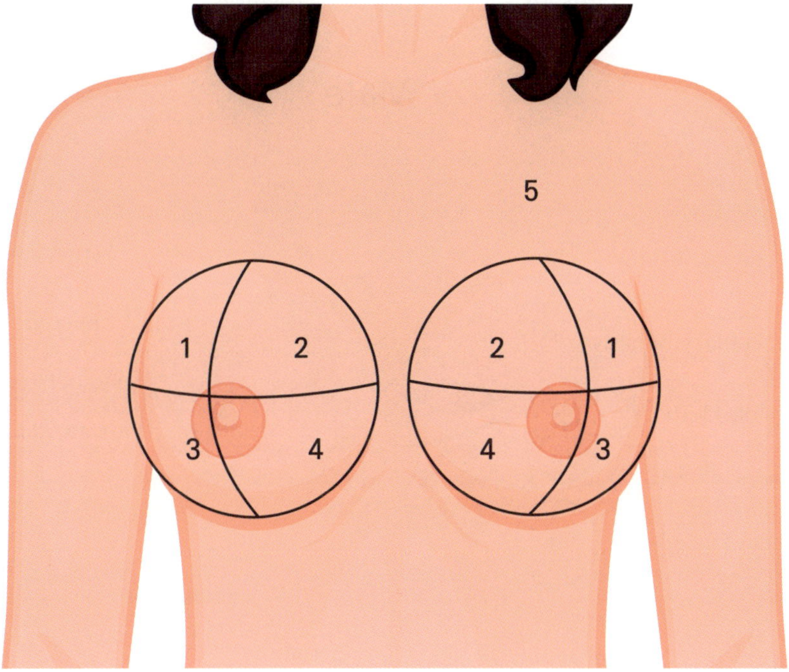
5
1
2
3
4
2
1
4
3

Male

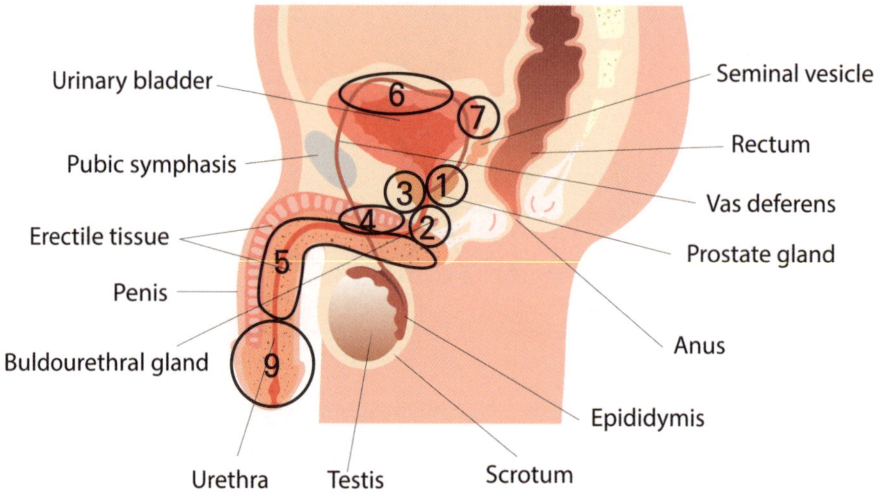
Urinary bladder
Pubic symphasis
Erectile tissue
Penis
Buldourethral gland
Urethra
Testis
Scrotum
Epididymis
Anus
Prostate gland
Vas deferens
Rectum
Seminal vesicle
1
2
3
4
5
6
7
9

Female

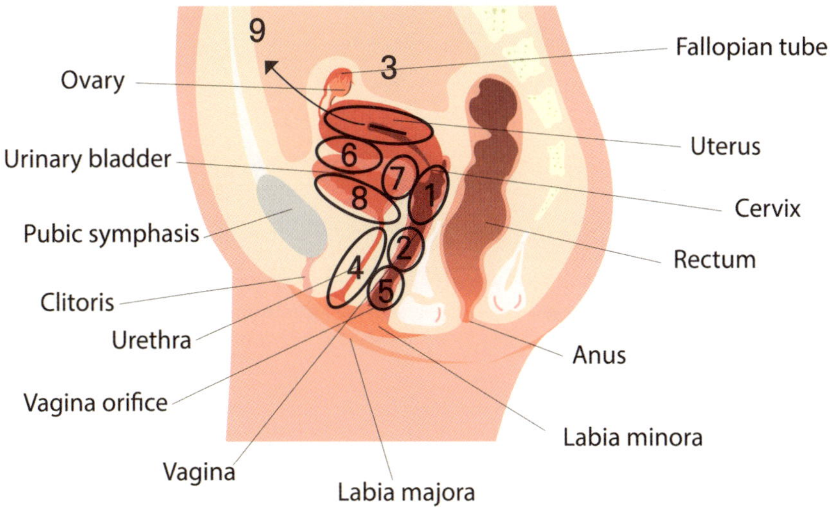

9
3
6
7
8
1
2
4
5
Fallopian tube
Ovary
Uterus
Urinary bladder
Cervix
Pubic symphasis
Rectum
Clitoris
Urethra
Anus
Vagina orifice
Labia minora
Vagina
Labia majora

1혈(11중) [중뇌사구체혈]

- 아킬레스건 하연 뼈와 만나는 내측(외측으로도 반응 가능) 사선 코너
- 내측, 외측 2곳이 존재하며 10mm 깊이
- 아킬레스건과 종골이 만나는 지점에서 종골을 따라 아래쪽 라인 약 0.5cm 정도 사선으로 내려가서 오목한 곳 위치

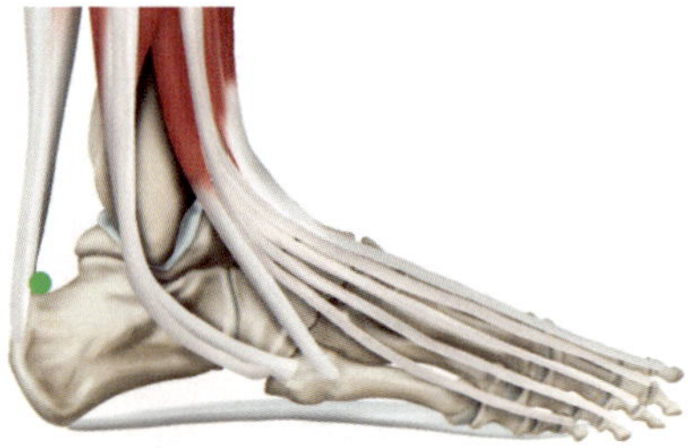

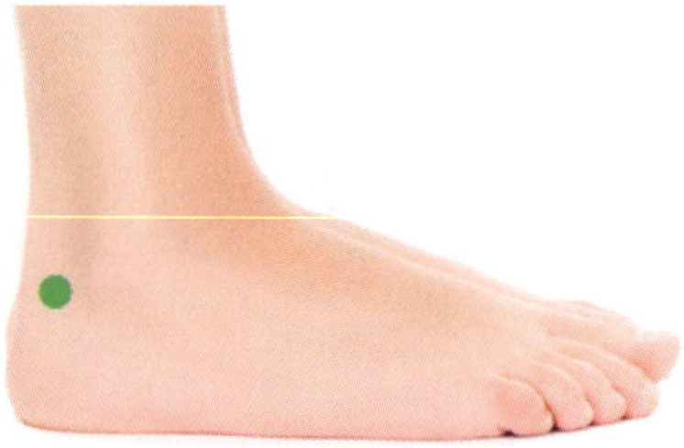

작용 부위 및 반응

중뇌 사구에 작용(청각, 시각), 귀에 작용. 상대적으로 5번 혈보다 표면이다. 눈의 운동을 조절한다. 유리체 뒷부분/아랫목(갑상연골 이하)/상복부 1/3에서 중앙 10cm 넓이(명치하)이다. 알츠하이머 후각 상실과 관련 있다.

여성: 유방 4등분 시 1/4 상외측, 자궁경부

남성: 뒤쪽 전립선 부위

그림에서 표시된 영역은 유방과 갈비뼈 폐 포함한 부위(1-5혈)이다.

2혈(15좌양우음) [소뇌내부(핵)혈]

- 부양혈에서 아킬레스 방향 아래쪽 15mm 깊이
- 곤륜혈에서 직상 10cm 정도 위치 (4~5횡지) 골도법상 약 4촌 위 / 외과에서 무릎까지 16촌이므로 절반에 절반이 약간 안 된다. / 내연상 4횡지~5횡지 부양혈은 3촌, 2혈은 3.7촌상에 약간 앞쪽에 있다. / 가자미근 내측연

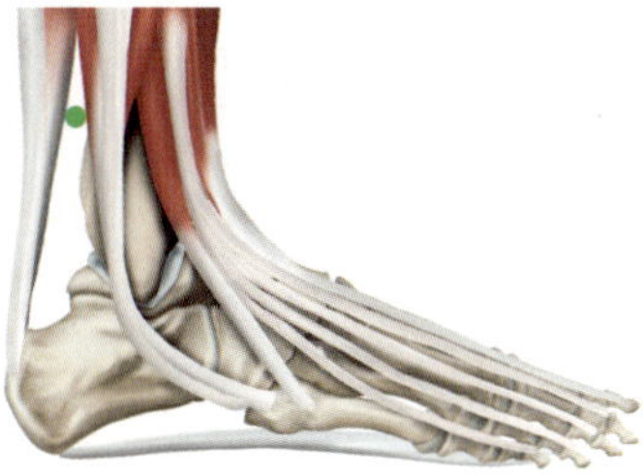

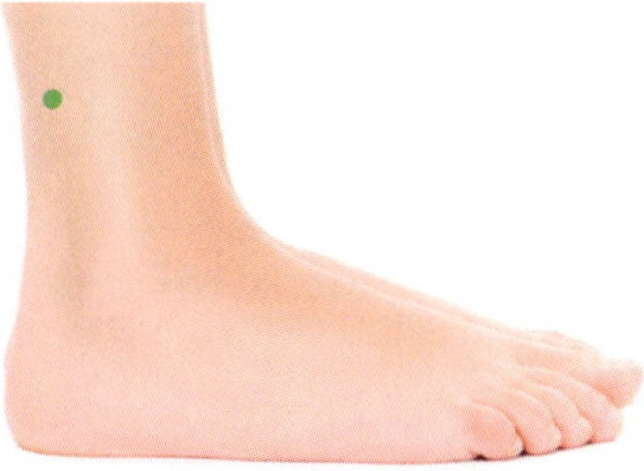

작용 부위 및 반응

소뇌 내부(핵)/윗목(갑상연골 이상)/상복부 2/3 중심(중완 라인 20cm 넓이)

여성: 유방 1/4 상내측, 자궁경부 앞쪽에서 약 1/2 부위 질 부위

남성: 종근 시작 부위

3혈(11좌음우양) [후두엽 상부혈]

- 상거허 라인, 16mm 깊이
- 상거허는 족삼리 직하3촌
- 무릎 수직으로 오금 라인 6횡지하 복사뼈 정중 라인. 힘 빼고 근육 경계면에서 한 고개 더 넘어 결 사이에서 찾아야 한다. (171cm 80kg 남)
- 무릎을 90도 굽힌 상태에서 2혈과 무릎 오금 라인 앞쪽 끝점을 연결한 선의 1/2에서 앞쪽으로 근육 결을 하나 지나서 위치 2혈이 약 4촌 위면 3혈은 10촌 위가 되고 상거허 라인이 된다. (181cm 80kg 남)
- 비복근과 가자미근 사이

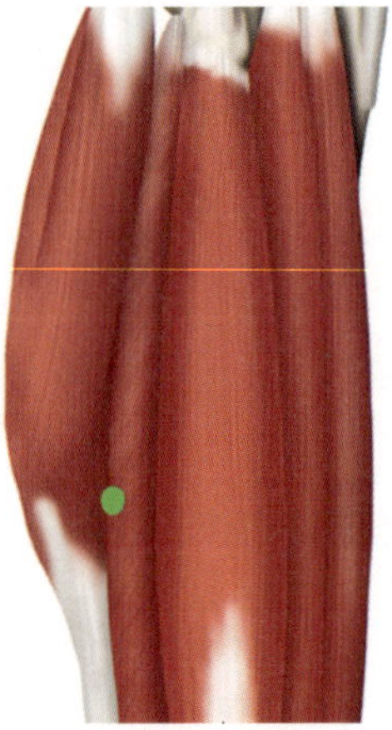

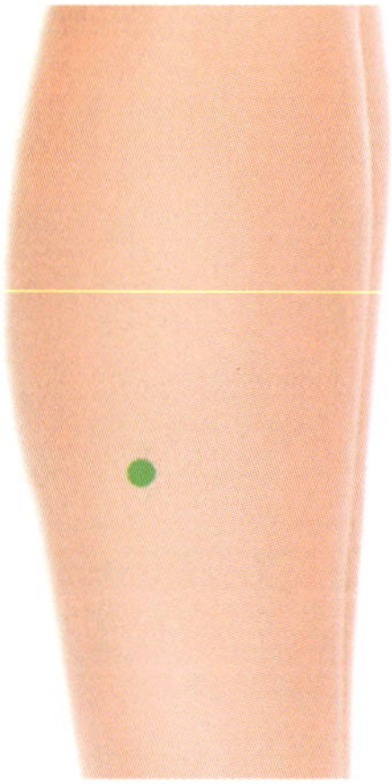

작용 부위 및 반응

후두엽 윗부분(시각 강한 연관) 맥락막/목측면(편도 침샘)/하완 라인(상복부 3/3) 중심 20cm 넓이

여성: 자궁 전체 바깥쪽 부위(내측 부위는 9혈), 난관, 유방 하외측 1/4 부위

남성: 앞쪽 전립선

눈의 각 부위

눈(운동은 소뇌/ 안구는 후두엽)

후두엽 상부(양기3): 맥락막

후두엽 중상 측면(양기 4): 동공

후두엽 중상 중앙(양기 6): 홍채

후두엽 중하 중앙(양기 8): 안구 중앙 유리질도관(hyaloid canal)

후두엽 하부-중하측면(음기 2): 수정체

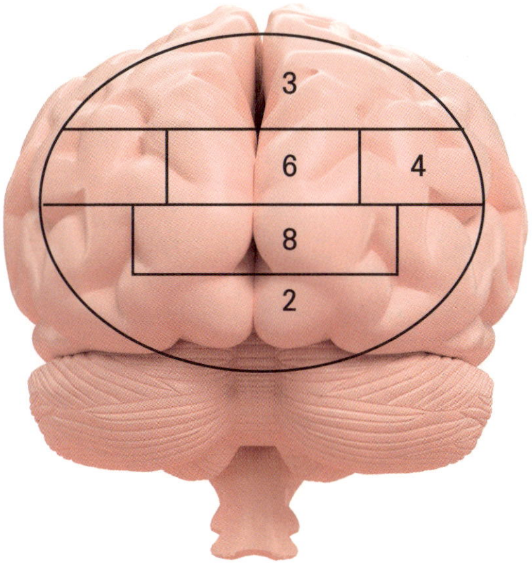

4혈(11중) [후두엽 양변혈]

- 무릎 수직으로 앉아서 근육 사이의 골 따라 오금 라인 5횡지쯤(근육골 위 미세한 건 바로 위 근육 쪽 라인상), 풍시혈 아래 중독혈 뒤쪽 대퇴이두근장두 외측광근 사이 대퇴이두근 단두 쪽 위, 12mm 깊이
- 무릎 90도 상태에서는 건사이 골을 따라서 10cm 정도(5횡지) 부위 위쪽 근육 결을 넘어서 오목한 곳 위치(181cm 80kg 남)

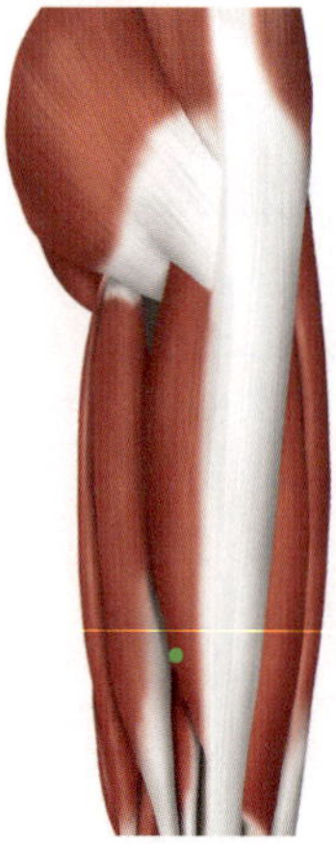

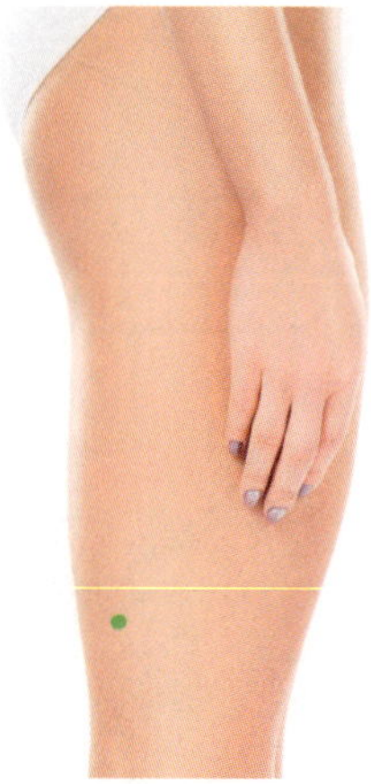

작용 부위 및 반응

밝은 느낌(눈 밝아짐)/동공

후두엽 중간 양 측면/턱 전체(아래 치아)/하복부 상부 좌우, 젖꼭지 아래 검상돌기 위 갈비뼈 라인.

여성: 유방 하내측 1/4 부위 유두 포함, 요도 부위

남성: 성기 복강 안쪽 부위에서 해면체 부위 요도 위쪽 부분

5혈(11좌음우양) [측두엽후면혈]

- 서서 엉치측외상 함요처 하외 방향 1.5 횡지, 환도 부근, 23mm 깊이
- 환도혈(가장 오목한 부위) 전하 쪽 외측 1.5cm 정도 대퇴골두 쪽 붙여서 자침 (181cm 80kg 남)

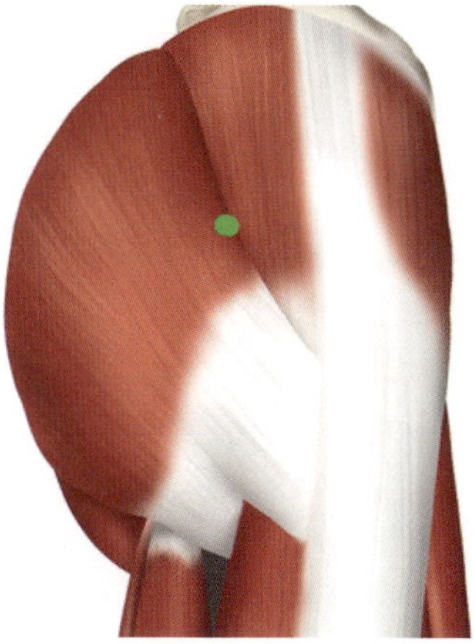

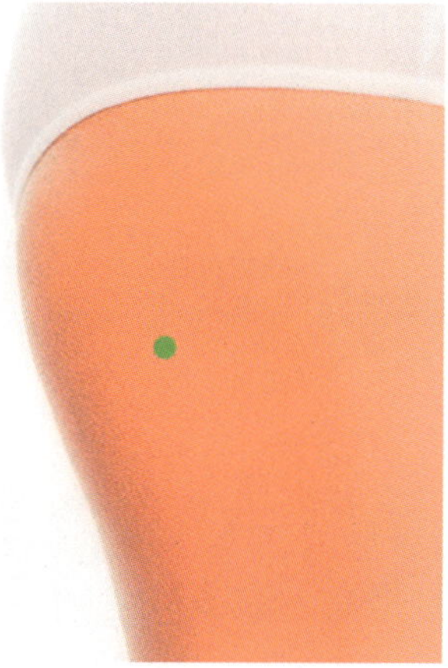

작용 부위 및 반응

기본적으로 심장에 작용해 약간 릴랙스하고 편안한 느낌이 든다. 눈이 도리어 풀림, 귀 약간 뒤쪽으로 반응(귀 안의 나쁜 것이 터져 나와 귀를 청소해 시원-이명 난청) 귀 안쪽으로 더 작용. 1번 혈은 상대적으로 표면.

측두엽 후면(청각 언어)/하복부 하부 좌우 바깥/상복 1혈 좌우+흉골 라인(심장에 작동해 편안하고 혈액순환에 도움을 줌)

여성: 유방 위쪽 바깥쪽으로 쇄골 아래 부위 늑골 폐 겉면, 질 입구에서 약 1/2 부위

남성: 성기 해면체 중 요도가 있는 아래 부위

6혈(15좌양우음) [후두엽중앙혈]

- 팔 주름 끝단에서 팔 내려서 1횡지하, 팔 올려서는 2횡지하 근육 결 사이 갈라진 틈 (천종 라인 외측 부근), 13mm 깊이
- 팔을 45도로 했을 때 액와후횡무단 끝에서 1.5cm 아래 오목한 곳 위치(181cm 80kg 남)
- (Teres major) 대원근 하연 견정혈 수직 아래 라인/(肩貞)견정혈은 액와후횡문단 수직1촌 위

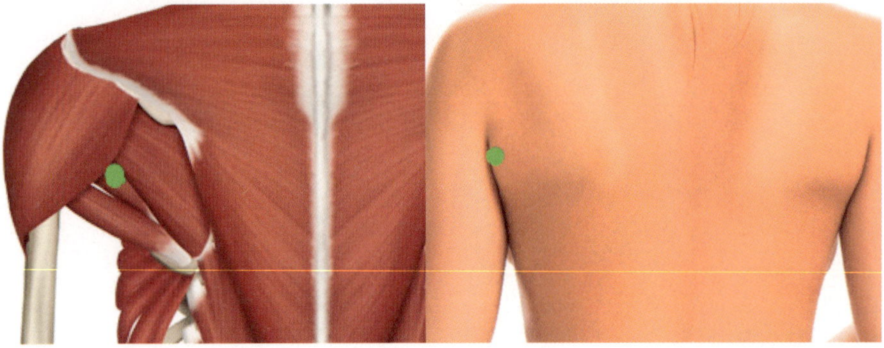

작용 부위 및 반응

5혈보단 활기찬 느낌이다.

후두엽 가운데(세로토닌, 델타파 생성, 우울증, 호르몬 불균형, 생리증후군), 홍채, 하복부 하부 중앙(하단전)/양쪽 가슴(자세 펴짐) 횡격막 가슴근육막/팔꿈치 아래

양두각(화, 뿔났다: 화가 많이 났던 사람이 손상 받는 부위) 부위에 2차적 반응 나타날 수 있음. 이는 세로토닌 형성에 관여, 행복/델타파(수도)

여성: 자궁과 방광 사이 작용 방광 윗부분

남성: 방광 윗부분 작용

7혈(15중) [두정엽후면혈]

- 어깨 양정맥 5혈 전상부 외측, 14mm 깊이
- 양정맥 5혈 앞·위쪽으로 삼각근 근육 결 따라 넘어가서 오목한 곳 위치

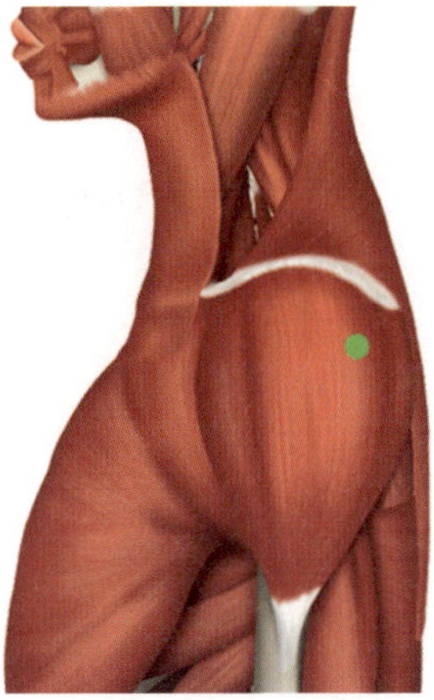

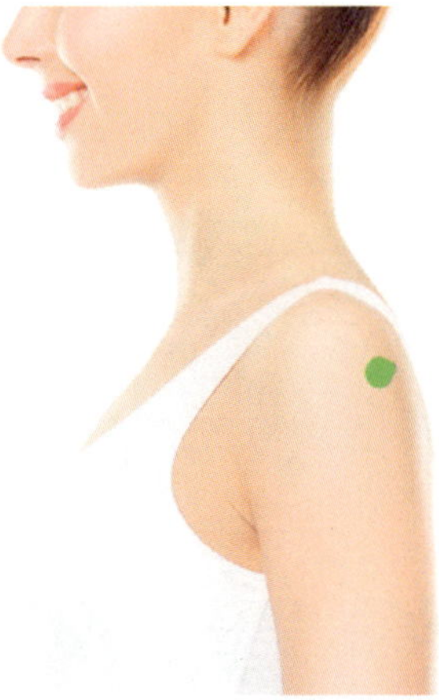

작용 부위 및 반응

두정엽 후면 뿔난 쪽(체성감각 경로: 관절 근육 내장근 골격근, 촉각 온도 통각 가려움, 공간지각 피부감각)/상복 3혈 좌우 옆면

* 양기맥의 출발점이자 관할하는 큰 혈: 상단전 영안을 여는 혈(뇌 앞부분~상단전), 천목혈 통로에 작동/나중에 백회도 열리고 뒤도 열림

* 송과체 활성화하면 다양한 경상을 보게 됨. 송과체 터는 불편한 느낌 받을 수 있음.

남녀: 방광 뒷부분

8혈(11좌양우음) [후두엽하부혈]

- 눈꼬리 아래 선과 입술 연장선의 교차점 함요처(입술 연장선보단 약간은 위), 6mm 깊이
- 입술 연장선과 눈꼬리 끝 수직 아래 선이 만나는 곳에서 약간 위쪽 큰광대근 아랫면 입꼬리당김근(소근)위 오목한 곳 위치

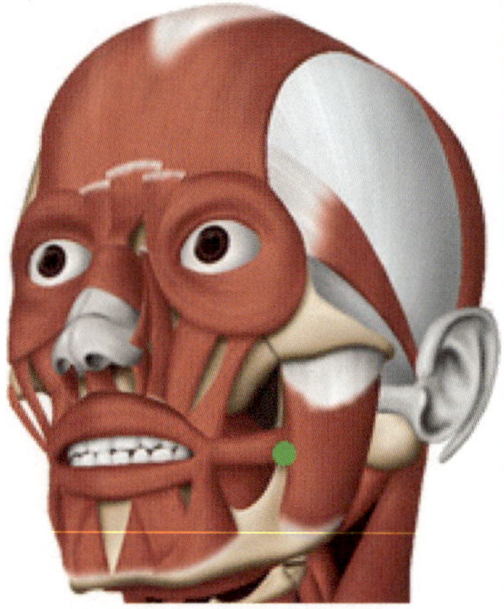

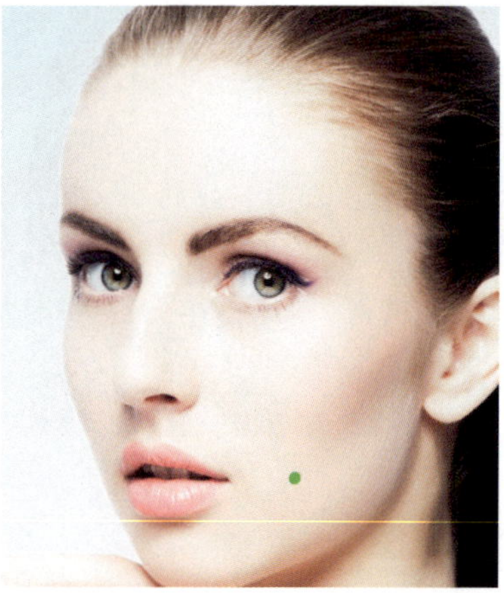

작용 부위 및 반응

후두엽 하부/안구 중앙 유리질도관

상복부 2혈 좌우 바깥/다리(대퇴 부위 무릎까지)

여성: 소음순 부위 질 입구, 음핵, 유방의 유선 조직

남녀: 방광 앞부분

9혈(11중) [소뇌외부혈]

- 음정맥 9혈 외측 5mm 맨 위쪽 혈, 12mm 깊이
- 관골상연 함요처 눈 끝에서 뒤로 약 1.5cm 밑으로 5mm 정도 아래쪽
- 관골과 상악골을 중심으로 맨 아래쪽 양정맥 7혈, 중간이 음정맥 9혈, 위쪽이 양기맥 9혈

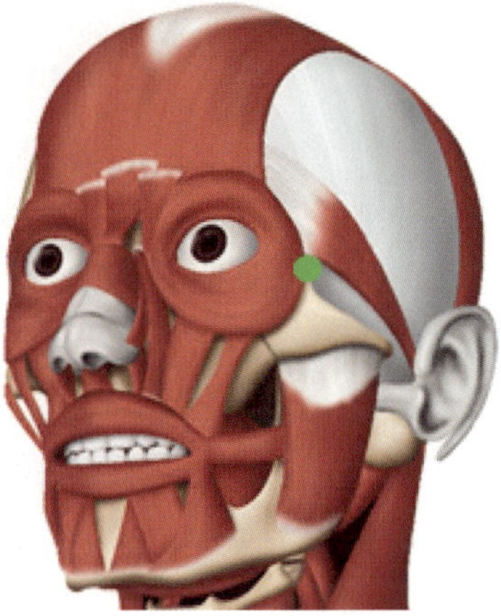

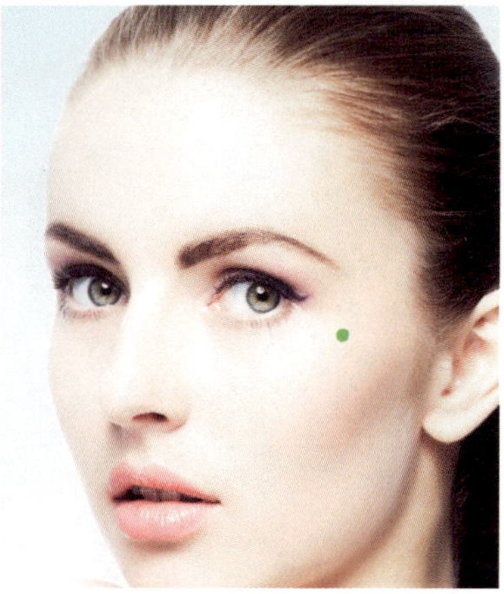

작용 부위 및 반응

소뇌 바깥 부분/ 하복부 상부 중심

무릎에서 발목 외측까지

여성: 유방의 유관 부위, 자궁 내측 부위

남성: 귀두

※ 8혈과 9혈 사이에 좌음우양의 혈이 하나 더 있을 것으로 추정한다.

10혈(15좌음우양)[두정엽전면혈]

- 두유혈 하 뼈 사이, 11mm 깊이
- 두유혈 대각선 아래쪽(전하 방향) 골 하나 넘어서 위치, 두유혈에서 약 1.5 cm 정도 내측 아래
- 전발제 아래 1횡지 아래에서 옆으로 가다 이마 측면 오목한 부위

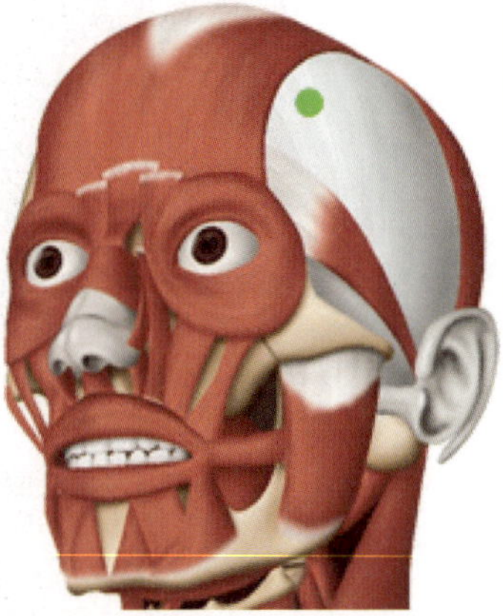

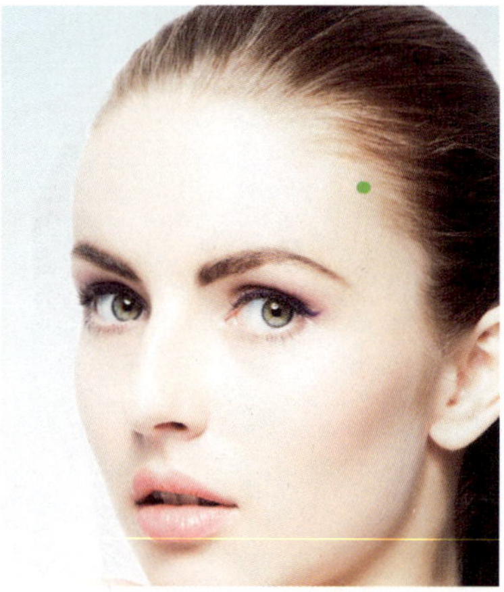

작용 부위 및 반응

두정엽 앞부분/팔+팔 주름 위 상흉부

여성: 난소

남성: 고환

* 오늘의 하이라이트

위험한 혈: 본질적 수행에서 벗어나기는 위험하다. 현실에 적응 못 할 수도 있다. 두정엽이 뇌의 가운데에서 별로 중요하지 않은 듯하면서도 굉장히 중요한 부위인데, 백회와 연결되고 상단전이 있는 것으로 보아 뇌과학(공간 감각) 연구보다는 굉장히 고차원적인 역할이 있다고 보아야 할 것이다. 어찌 보면 정신과 치료에도 활용할 수 있지 않을까?

4.
陰氣脈[12](10개 혈)

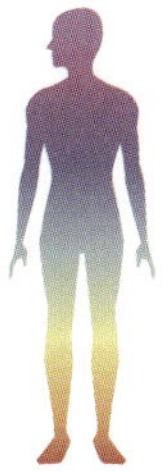

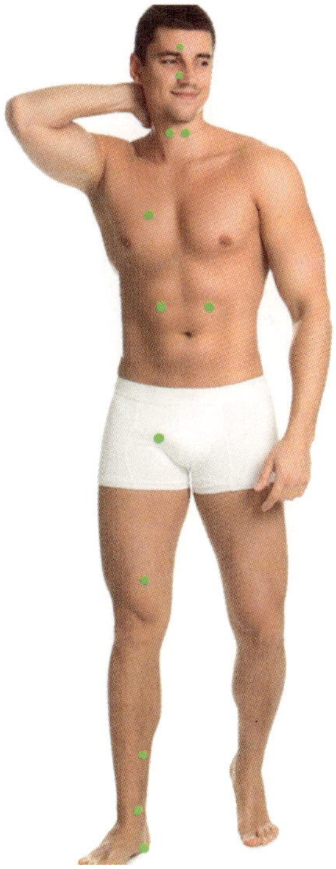

음기맥 경혈 경락 표시

- 사람은 천지가 결합되어 형성: 생명체를 구성하는 물질은 다 우주에서 들어오는 에너지와 결합하여 만들어지고 성장
- 기경팔맥은 뇌척수 중추신경과 말초신경에 작용하는 것으로 봐야 한다.
- 음기맥은 몸의 측면에만 작용: 냉기가 많이 빠짐. 냉기 뺄 때 옆구리를 많이 문지름. 뼈 라인이 아니고 근육 라인(신경에 작용)
- 양기맥은 전면, 정맥은 뒷면(양정맥은 척수 중앙, 음정맥은 양정맥 양측 협척 라인)
- 음은 전체적으로 푸는 경향이라 늘어지고(다운), 양은 업
- 기맥 그리고 정맥과 연결되는 13레벨 맥 2개가 더 있음
- 경맥의 순환을 순행하면 생각만 해도 행복함, 역행하면 마음이 괴롭고 불편
- 하수도가 막혔을 때 끝부터 풀어내야 하듯이 라인의 끝단부터 풀어야 함. 독맥은 위에서부터, 임맥은 아래부터. 음양 에너지 체용(실제 에너지 순환과 반대로 풀어야 함)
- 정확한 타기팅 자극을 위해선 한쪽에 놓거나 좌우 정확한 우선순위하에 순차적으로 양쪽을 자극해야 한다. 양쪽을 놓을 땐 에너지장을 형성해 치료한다는 의미. 좌양우

12. 기존 학설의 '음교맥'에 해당

음의 경우 양을 먼저 하는 것이 우선

- 양쪽에 자극하는 것은 에너지장을 만들어 작용하는 것이고 한쪽만 바르거나 순서를 따르는 것은 보다 타기팅하여 작용한다. 중은 어느 쪽을 먼저 자극해도 상관없고, 양측면은 우선 자극하는 것이 정자극. 특정혈은 좌우 자극에 따른 반응의 편차가 아주 큰 경우가 있다. (음기 8혈)
- 가볍게 바르고(무슨 맥 몇 번 혈 반응 부위를) 정확하게 지정한 후 오직 모를 뿐인 마음으로 그냥 가만히 작동하는 것을 지켜보세요. 지켜보려고도 하지 말고 의도 없이 그냥 지켜보세요.
- 수행을 통해 재발견, 현장에도 그러한 에너지장이 있는 곳이 있어 찾아다니며 체험.
- 증명은 뇌과학 등과 함께 추후 과제로
- 계룡산 15레벨(전하시상하부: 음기맥 3번혈) 에너지를 차분하게 가라앉혀주는 자리. 너무 오래 있으면 힘 빠짐. 너무 활동적인 경우 좋은 자리

용인은 소뇌자리, 후하시상하부자리(음정맥 7번혈) 2개 15레벨 혈터

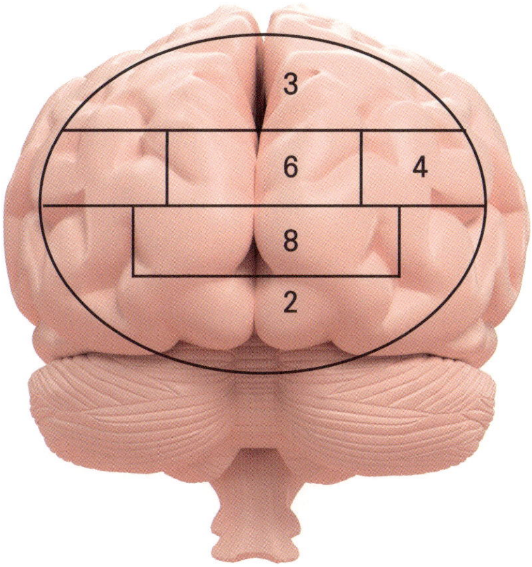

* 눈(운동은 소뇌/ 안구는 후두엽)

후두엽 상부(양기맥 3혈): 맥락막

후두엽 중상 측면(양기맥 4혈): 동공

후두엽 중상 중앙(양기맥 6혈): 홍채

후두엽 중하 중앙(양기맥 8혈): 안구중앙 유리질도관(hyaloid canal)

후두엽 하부-중하 측면(음기맥 2혈): 수정체

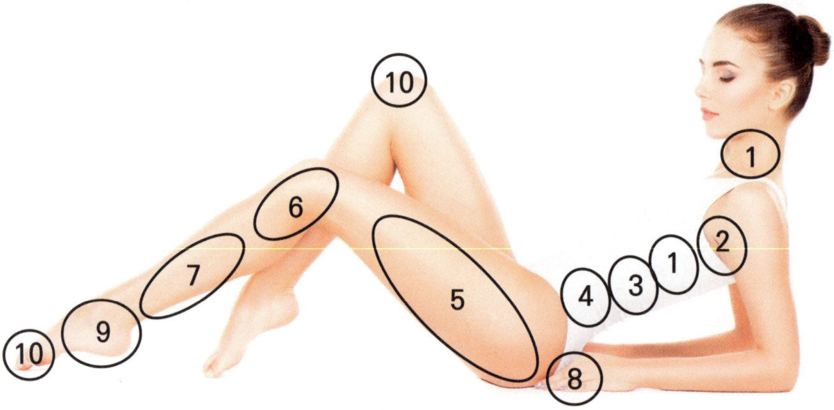
10
1
6
2
1
7
3
5
4
9
10
8

Female

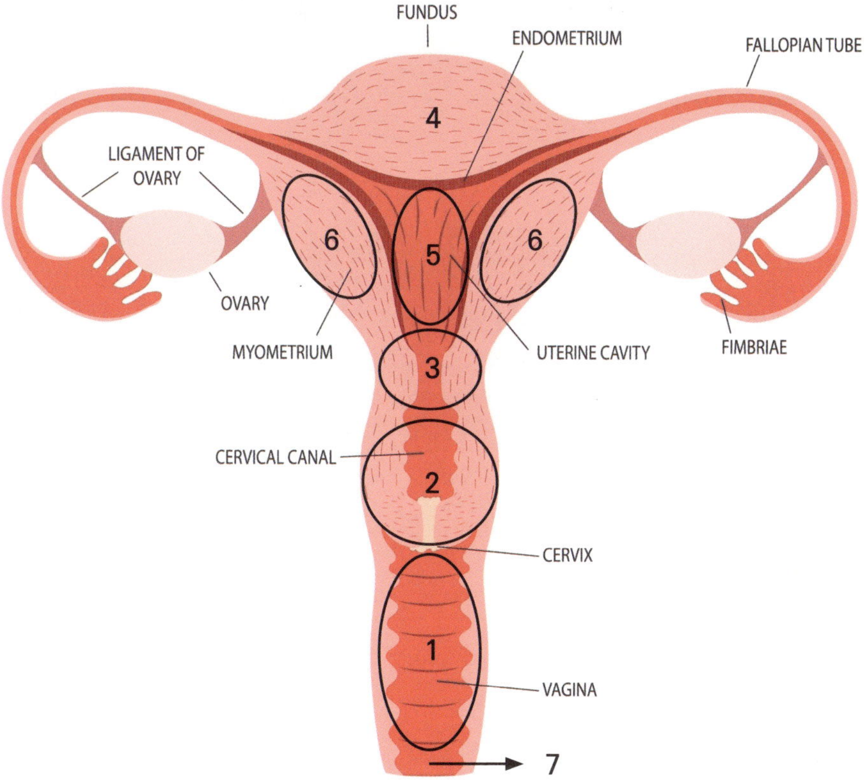
FUNDUS
ENDOMETRIUM
FALLOPIAN TUBE
4
LIGAMENT OF OVARY
6
5
6
OVARY
MYOMETRIUM
UTERINE CAVITY
FIMBRIAE
3
CERVICAL CANAL
2
CERVIX
1
VAGINA
7

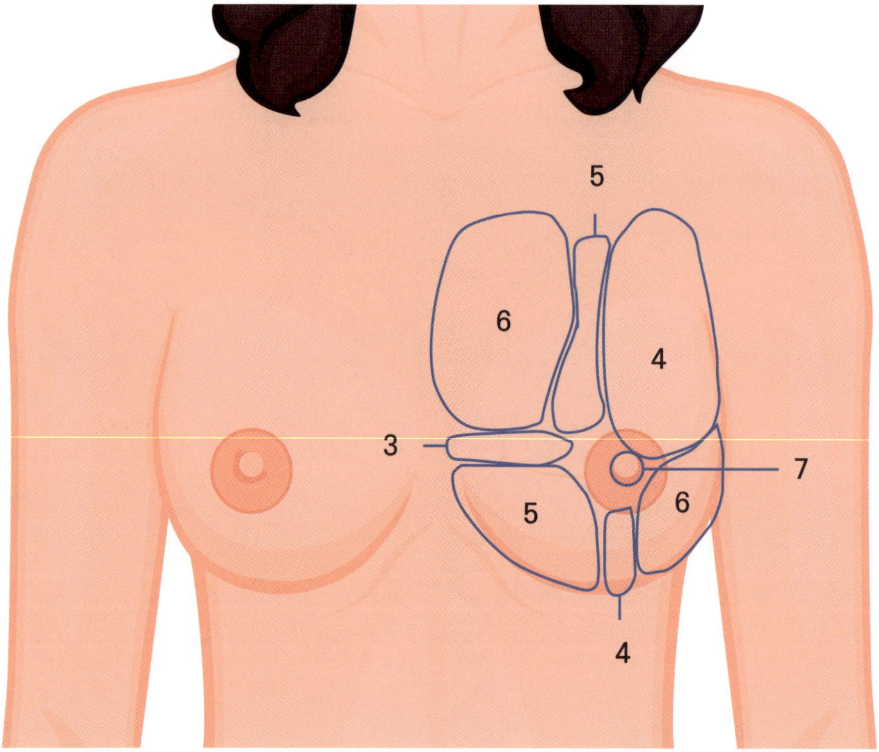

5
6
4
3
7
5
6
4

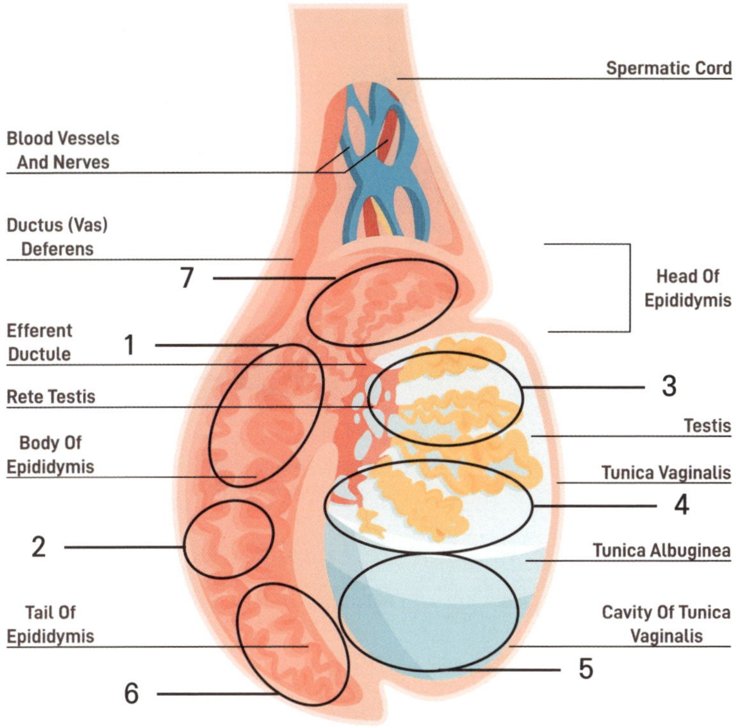
Spermatic Cord
Blood Vessels And Nerves
Ductus (Vas) Deferens
Head Of Epididymis
7
Efferent Ductule
1
3
Rete Testis
Testis
Body Of Epididymis
Tunica Vaginalis
4
2
Tunica Albuginea
Tail Of Epididymis
Cavity Of Tunica Vaginalis
5
6

1혈(11좌음우양) [배내측전전두엽혈]

- 내과 중심 하연 오목처 약간(5mm가량) 앞 더 작은 오목처
- 내과 뼈 모양 따라 이동하면서 오목처를 잡는다. 10mm 깊이
- 좌음우양이라 양인 오른쪽부터 발라야 정반응

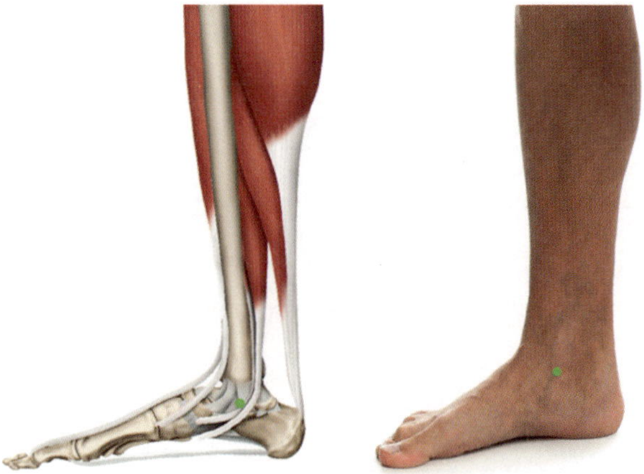

작용 부위 및 반응

배내측 전전두엽피질(Dorsomedial prefrontal cortex, dmPFC): 충동적 감정을 이성적 조절하는 자기조절 중추, (체스나 체커 같은 게임에서 상대편을 넘어서는 데 필요한 의사결정을 할 때 중요 역할)

목, 어깨, 팔의 측면(릴랙스)/ 몸통 측면 갈비뼈 4~6(간 비장)

코의 비골 비연골 대비익연골

여성: 질 입구에서 안쪽 1/2, 유방 바깥쪽 3/1, 유방염증 등 치료

남성: 부고환 몸통 상부 2/3

2혈(11좌양우음) [하후두엽혈]

- 내과첨 내측 라인 4횡지가량 위 삼음교(내과첨 3촌 위) 부근 삼음교 라인보다 아래 뒤쪽 함요처(내과 후연 수직 라인), 13mm 깊이

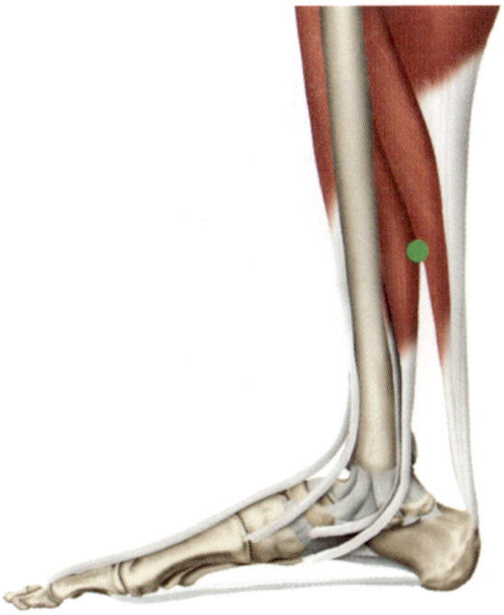

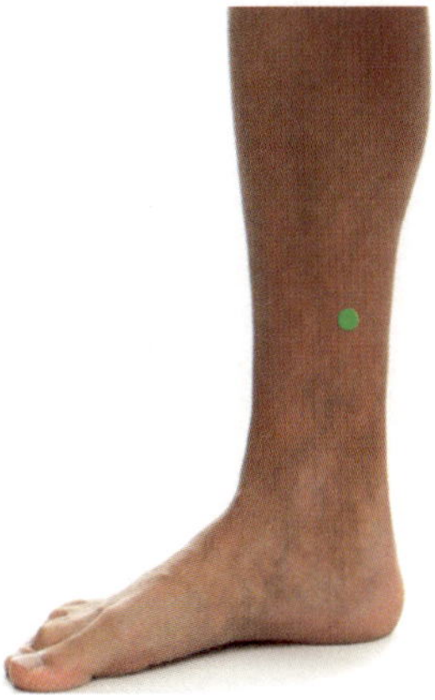

작용 부위 및 반응

후두엽 아랫부분(수정체)/겨드랑이 아래쪽 갈비뼈 2~4(폐)

전두동 전두골

여성: 유방 2/3 부위(유방조직과 연결된 폐도 같이 작용), 질 1/2 끝 부위, 천골 둔부 작용. 1, 3혈은 유방만 작용, 2, 4, 5, 6혈은 폐에도 작용

남성: 부고환 몸통 하부 1/3 부위, 천골 작용

3혈(15중) [전하시상하부혈]

- 내과 후연 라인 비복근 라인의 함요처, 22mm 깊이
- 2혈에서 무릎 쪽으로 직상으로 올라갔을 때 비복근과 만나는 점. 비복근은 힘을 뺀다. 힘을 주면 위치가 올라서 안 된다 내과첨 약 6촌 위 라인(181cm 80kg 남)

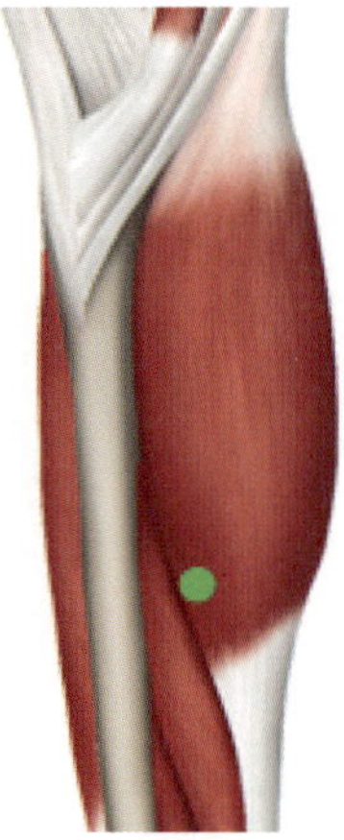

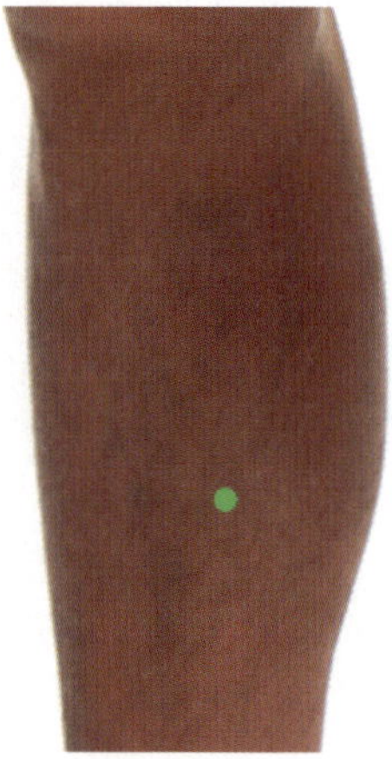

작용 부위 및 반응

전하시상하부(시상전핵과 시상상핵) / 옆구리 갈비뼈 6~8

상비도 하비도

* 시상전핵(preoptic nucleus: 수면과 각성의 스위치 역할)과 시상상핵(supraoptic nucleus: 시신경교차 상부에 위치해 시신경교차상핵이라고도 함. 항이뇨호르몬(바소프레신) 분비해 소변 생성 억제, 마취 시 서파 수면 유발)에 작용해 체온 조절(발산해 혈압 낮추고 평안, 부교감신경적 작용), 옥시토신 분비로 자궁수축 유즙 분비.

* 음정맥 8번(후하시상하부혈)은 시상하부핵뒷면(posterior hypothalamic nucleus)에 작용해 체온상승-혈압상승-각성(의식 명료): 교감신경적 작용
시상하부 배(복)내측핵(ventromedial nucleus)에 작용해 식욕억제-혈당조절

여성: 자궁경부에 작용, 유방 내측 1/3

남성: 고환 1/2 상부

남녀: 척추 4, 5번 작용

4혈(11좌양우음) [상하소뇌각혈]

- 대퇴골두~膝上 약 1/3정도 17mm 깊이(전립선 혈 부근: 전립선혈은 좀 더 위에)
- 만약 무릎을 90도로 굽힌 상태에서 찾는다면 내측대퇴사두근(내측광근) 가운데에서 일직선으로 서혜부 쪽으로 올라가면 봉공근 앞에서 만나는 곳의 함요처.

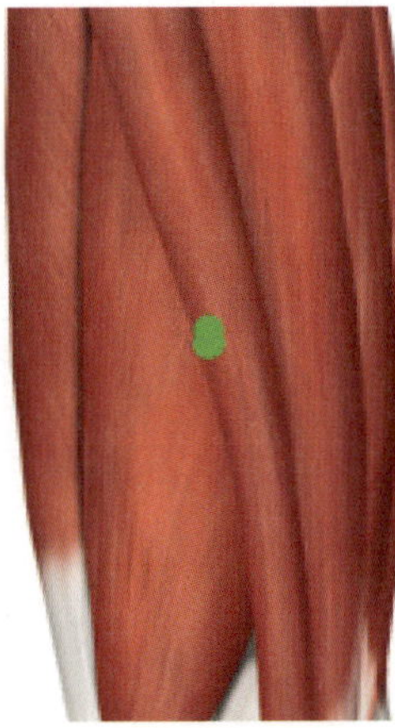

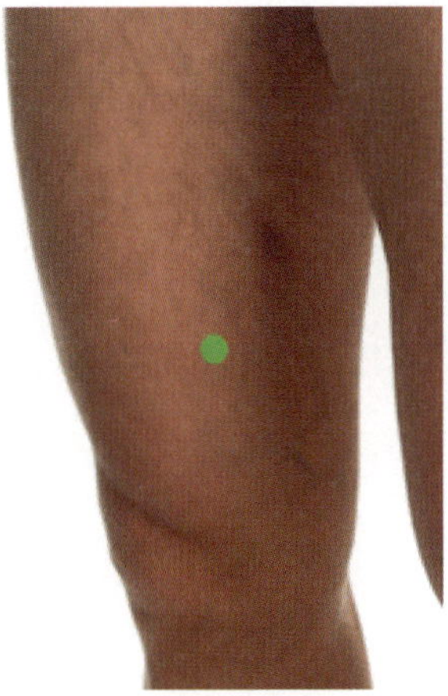

작용 부위 및 반응

소뇌의 상소뇌각, 하소뇌각(다리의 감각통로: 다리 감각 열어 줌)/몸통 측면 늑골 8~장골릉 위 골반 뼈

관골안와 위

여성: 유방 1/3 바깥 부분의 가슴 근육, 폐에 작용 자궁 윗부분(자궁저부)

남성: 고환 1/2 하부

5혈(11좌음우양) [소뇌꼭지핵혈]

- 18mm 깊이
- 치골상연 수평 라인 1횡지 위쪽에서 서혜부 부위 서혜인대 위쪽으로 내측상부 쪽으로

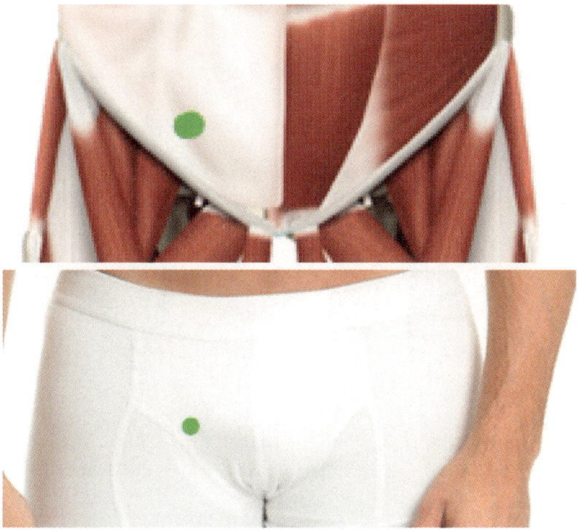

작용 부위 및 반응

소뇌꼭지핵(평형감각, 안구운동, 홱보기, 눈동자 떨림, 몸 흔들림)/장골릉~허벅지 중간 측면, 코옆 안와하공 아래

* 소뇌 4개핵

① 꼭지핵(실정핵: fastigial nucleus): 평형감각-전정소뇌(vestibulocerebellum)

② 둥근핵(구상핵: globose nucleus): 근육의 긴장도 조절-척수소뇌(spinocerebellum)

③ 마개핵(전상핵: emboliform nucleus): 근육의 긴장도 조절-척수소뇌(spinocerebellum)

④ 치아핵(치상핵: dentate nucleus): 몸 전체 운동의 자동조절-대뇌소뇌(교뇌소뇌: pontocerebellum)

여성: 자궁내강 나팔관 작용, 생리통 치료, 유방 2/3 부위 위쪽 가슴 근육 폐 작용

남성: 음낭 아랫부분

6혈(11중) [소뇌내측세로다발혈]

복직근 맨 위쪽 라인 양 옆단 끝 부위 함요처. 복직근이 단련된 경우 식스팩으로 나뉘는데 맨 위쪽 라인 양 끝 아래쪽 함요처이다. 18mm 깊이

- 구미와 상완 사이에서 수평으로 갔을 때 측면의 횡격막과 만나는 점으로 횡격막 바로 아래 부위
- 좌우의 늑골 모양이 달라서 혈자리가 다르게 위치한다.

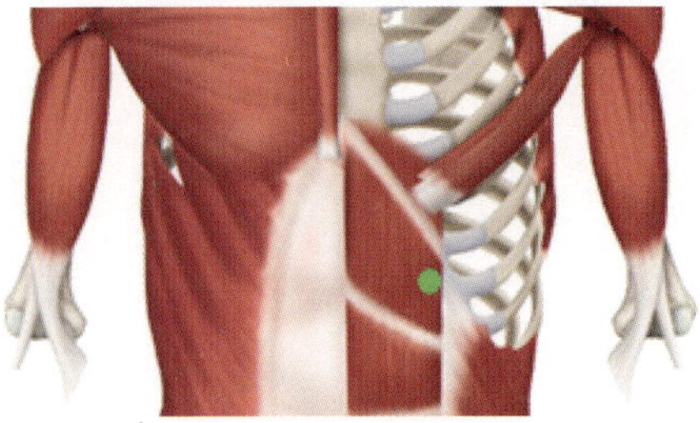

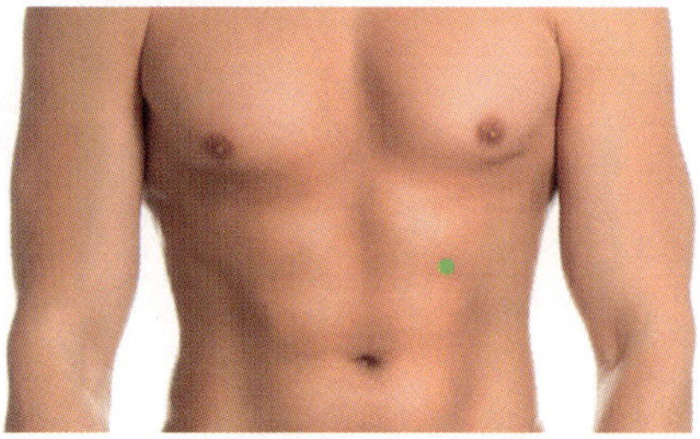

작용 부위 및 반응

소뇌 내측세로다발(MLF: 안구운동, 목운동의 뉴런 조절)/무릎 위~허벅지 중간 측면 관골공 전두엽 뒷부분

여성: 유방 1/3 내측 쪽 가슴근육 폐에 작용 자궁벽부

남성: 부고환 꼬리

7혈(15좌음우양) [뇌량중앙혈]

- 젖꼭지 약간 안쪽 라인 상 2~3번 갈비뼈 위 함요처
- 옥예와 신장혈 사이, 34mm 깊이
- 침 시술 시 기흉이 생길 수 있으므로 가능한 한 약침으로 시술할 것

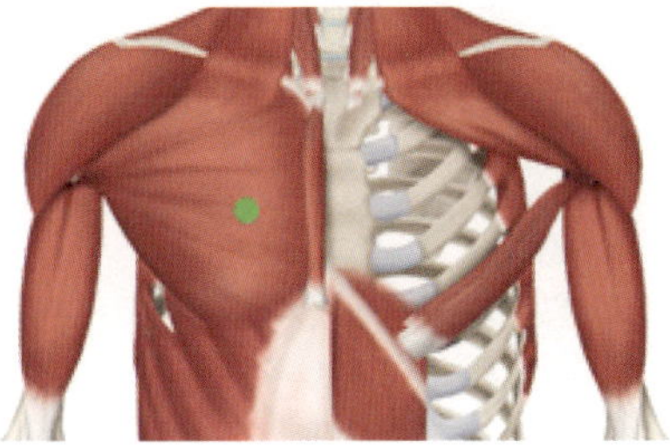

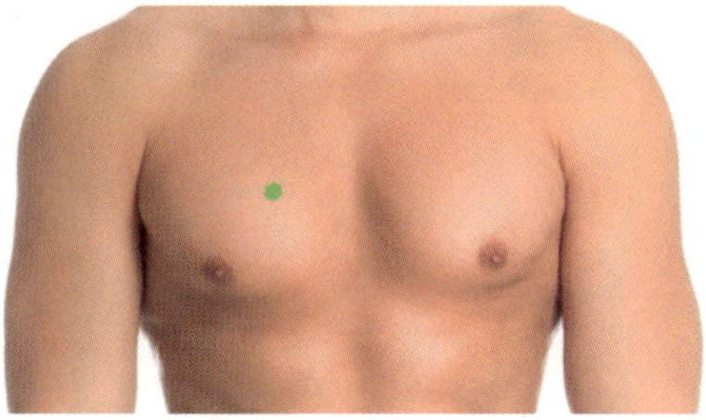

작용 부위 및 반응

뇌량몸통(우울-정신병 치료)/종아리 중간~복숭아뼈 위 측면/상악뼈 관골아래 상악 뒤까지

* 뇌량부리(음정맥2: 강박)-뇌량몸통(음기맥7: 우울-시각)-뇌량팽대부(음기맥10: 분노 화-청각)

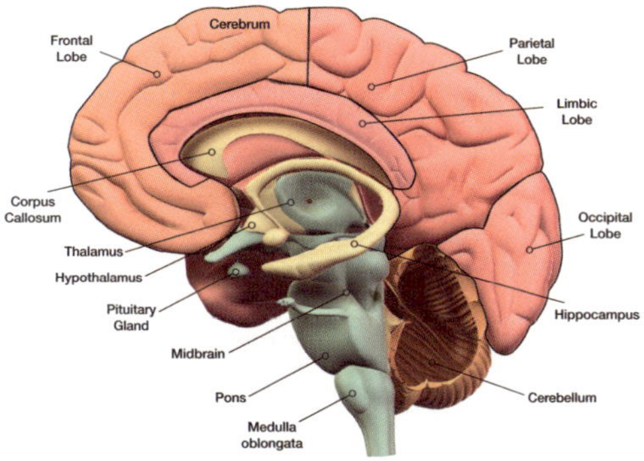

여성: 유두, 바깥 질 시작 부위

남성: 유두, 부고환 머리

8혈(11좌양우음) [배외측전전두엽혈]

- 갑상연골 위 2번째 연골 옆 함요처 17mm 깊이
- 설골과 갑상연골 사이 갑상선골막 위와 흉쇄유돌근 사이 함요처. 좌우 순서가 극명하게 차이가 나는 혈자리(한쪽만 발라 장 만들지 말고 체크 연습)

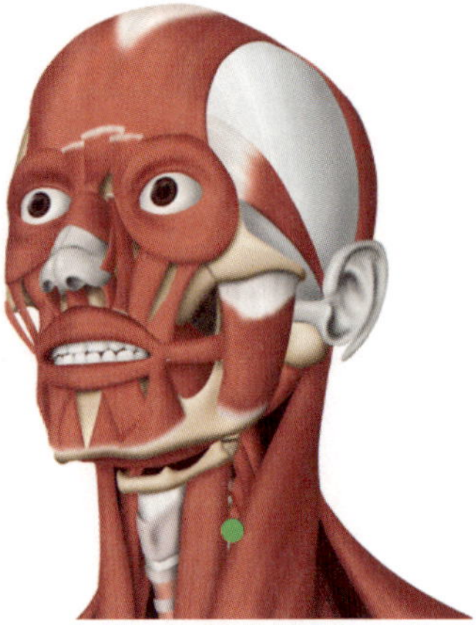

작용 부위 및 반응

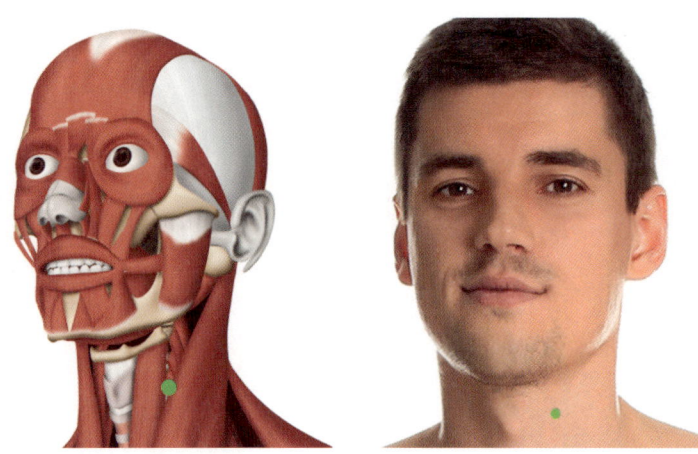

전전두엽(DLPFC)(집중하기): 반대로 바르면 감정조절(우울)/오직 손가락만

* 전전두엽

배내측 전전두엽피질(DMPFC)(음교맥1): 자기조절 중추

배외측전전두엽피질(DLPFC)(음교맥8): 작업 기억 통제, 특성 간 관계 분석

내측안와전전두피질(OMPFC)(음유맥3): 감정 애착 선호도 판단 형성 조절(깊은 마음 안정)

복내측전전두엽피질(VMPFC)(음유맥6): 보상과 가치(깊은 릴랙스, 평화 안정)

복외측전전두엽피질(VLPFC)(양유맥3): 작업 기억 유지, 세부 특성 분석(에너지 up/머리 눈 밝게)

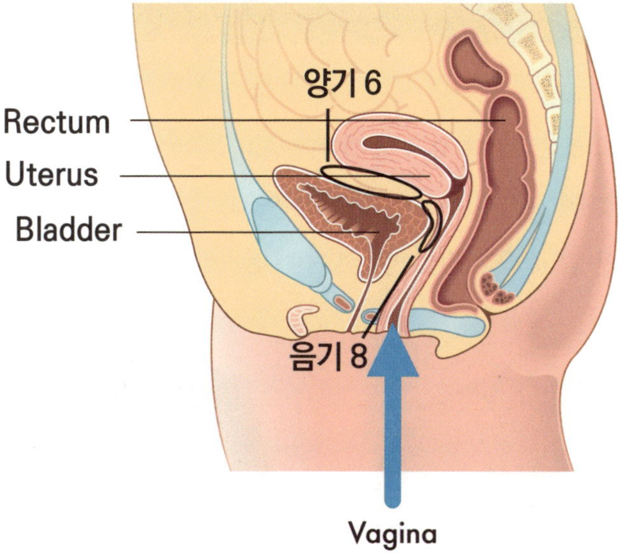

Male

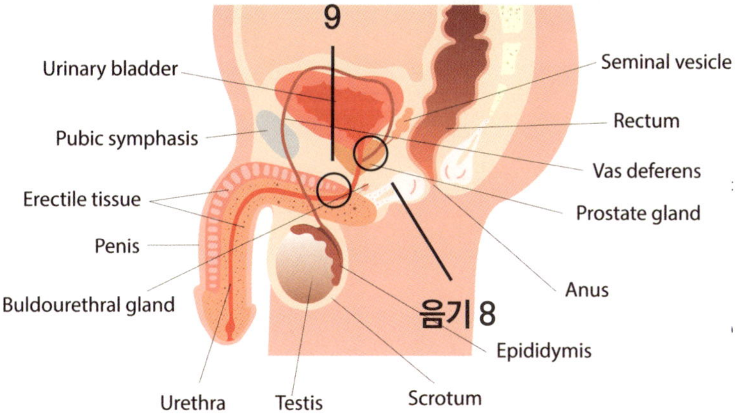

여성: 난소, 방광 뒷부분과 자궁 사이 부분

남성: 전립선이 싸고 있는 요로관 부위

9혈 (11중) [소뇌다리혈]

- 콧등 중앙에서 옆으로 큰 함요처 옆 작은 함요처, 11mm 깊이(눈동자 라인 아래 살짝 바깥쪽: 광대뼈 크기 따라 혈자리 위치 차이 남)
- 코 가운데에서 수평으로 라인을 이어서 갈 때 상순거근과 안륜근이 만나는 곳

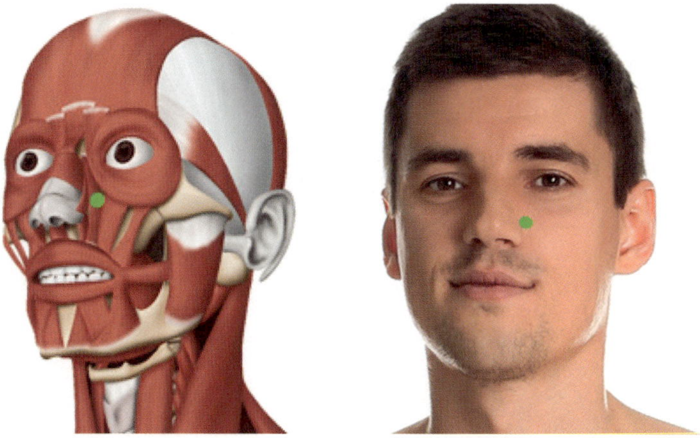

작용 부위 및 반응

소뇌다리(형태적으론 3개로 나누어져 신경으로 볼 때는 가운데로 모임, 상하는 지탱해 주는 역할: 에너지 공급 라인)/복숭아뼈~발 측면

남성: 복강 내 해면체 시작 부위 요로관

10혈(11좌양우음) [뇌량팽대부혈]

- 전두융기 아래 중앙에서 바깥으로 탐색해 언덕 하나 넘어가서 나타나는 함요처(눈썹의 안쪽에서 1/6가량 위치), 12mm 깊이
- 얼굴 근육보다 뼈를 눌러 측정하여 찾는다.

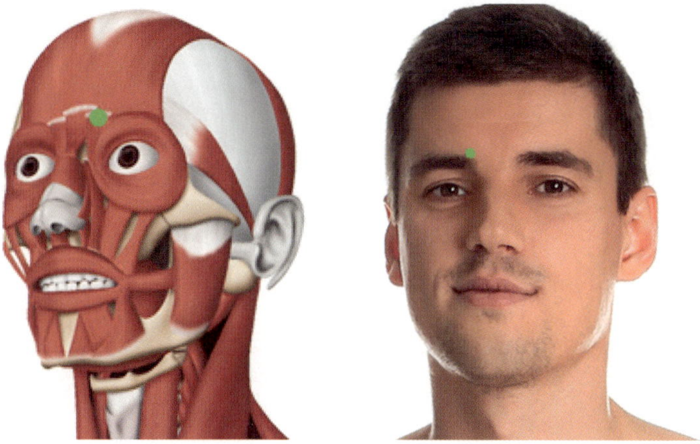

작용 부위 및 반응

뇌량팽대부(분노 화-청각 간질 발작)/발가락, 무릎 아래~종아리 중앙, 여성의 질막 주름.

선천 양기맥 음기맥은 중단전(전중)에 모여 쌓인다.

양기맥은 전중 중앙으로 모임. 음기맥은 전중 약간 옆으로 모임.

여성: 음기맥이 전중에 쌓인 후에 마니쁘라, 생식기까지 전부 화락하다.

남성: 중단전만 화락하고 다른 곳은 변화 없다.

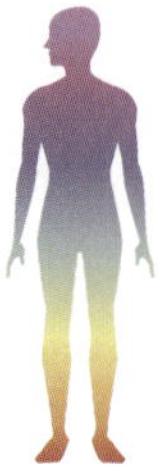

5.

陽神脈[13](8개 혈: 모두 15中 혈)

양신맥 운행-좌측 복부혈 1 2 3 4 → 4 3 2 1 → 배부 우측혈 8 7 6 5 → 5 6 7 8 → 좌측 복부혈 1로 연결

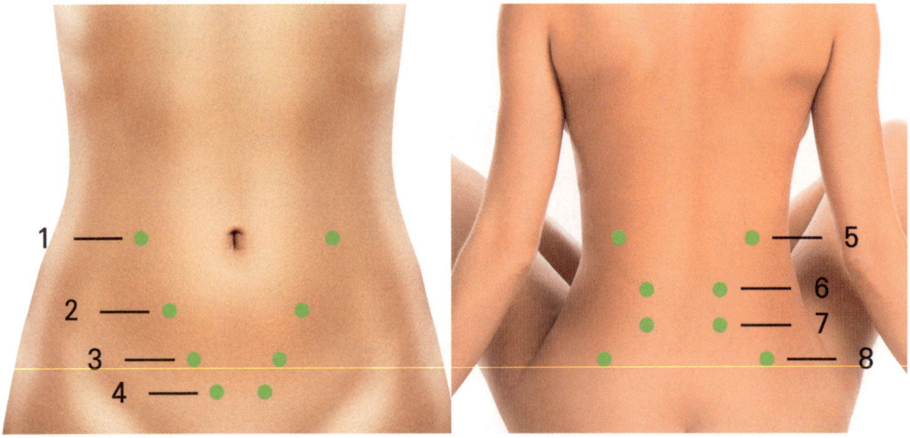

1. 신·방광
2. 폐·대장
3. 비·위
4. 간·담
5. 심포 삼초
6. 디스크
7. 심 소장
8. 척추뼈

---

13. 기존학설의 대맥(帶脈)에 해당

- 한의학은 수행의 파생적인 내용으로 볼 수 있는 측면이 있다. (정기신의 실제) 기경팔맥은 다 연결되어 있다. 기경팔맥의 혈은 무극에너지를 사용하는데 11~15레벨의 하늘의 에너지를 불러들여 선천의 원정 원기 원신을 만들어 낸다.
- 일반 혈은 인지(人地)에너지, 기경팔맥혈은 하늘(天)에너지를 써야 공명할 수 있는데 시술자의 수행이 부족해 약침으로 대체한다. 의사가 일정 수준 이상의 수행자라야 공명이 가능하다.
- 기경팔맥은 선천지기(원기, 원정, 원신)를 만드는 것이기 때문에 하늘의 기운과 결합을 이뤄야 한다. 양정맥 음정맥은 선천지정, 야기맥(중심) 음기맥(옆)은 선천지기, 양신맥(대맥)·음신맥(충맥)은 선천지신을 만드는 작용, 아래 레벨의 에너지로는 공명할 수 없음
- 후전지정은 음식(먹어서 좌신에서 내려감, 좋은 유기농 중요), 후천지신 에너지는 꽃과일 향(우신-간-심 행복해짐). 침향은 릴랙스. 신이 되려면 뇌로 가야 하는데 향밖에 없음
- 양신맥(대맥)과 음신맥(충맥)(모두 15中穴)의 혈은 모두 중혈로 신호 정보가 시상-시상하부-뇌하수체의 구체적인 부위(핵-정맥-동맥-세포)에 많이 작용. 일반 혈은 정보가 시상을 거쳐 대뇌 실행 구역을 통해 작용
- 양신맥(대맥)은 다 중이지만 같은 중에서도 하나는 업, 하나는 다운하여 파동형을 이루며 에너지 운행. 양신맥(대맥)은 전체적 건강관리 차원의 활용도도 좋을 듯하다.
- 음신맥(충맥)은 정에너지가 시작되는 경락으로 둘로 나뉘어 하나는 다리로 가고 하나는 위로 간다.
- 양신맥(대맥)은 몸의 하복부를 돌며 육장육부를 정화하고 그 기능을 정상화하며 몸의 상하좌우 균형을 잡아 준다. 양신맥(대맥)이 정상적으로 돌게 되면 뇌의 시상하부를 활성화하여 호르몬 분비를 촉진한다. 맥이란 줄기 물길을 뜻하는 자로 결국 몸안의 에너지가 가는 길이다. 에너지가 제대로 가기 위해서는 항상 혈이 필요하다. 변전소와 같은 역할을 하는 혈이 필요하다. 양신맥(대맥)에는 좌우 8개씩의 혈이 있다. (복부에 4+배부에 4)

* 자극 부위

눈썹 가운데 약간 위쪽: 시상

눈썹 가운데: 시상하부

눈썹 가운데 약간 아래쪽: 뇌하수체

* 암치료

- 유전자 복구 유전자, 암 억제유전자: 이런 시스템은 모두 척수
- h, c, 암억제유전자 복구 유전자/공간, 음식물: 4개월가량이면 치유 가능할 듯
- 암 억제 유전자 복구혈도 있음: 척수 전체가 활성화
- 혈은 다 에너지 작용: t는 입자- 타기팅 찾아가는 유도 작용
- 양정맥 4, 8 감정과 생각을 지우는 것+ 다시 행복하게 하는 혈(양신맥(대맥), 음신맥(충맥))
- 통증 관리: 통증 관리 약침을 새로 만들어 서파가 나오게 하면 통증 감소

1혈 [신방광혈]

- 수분혈 약간 위 라인 옆 언덕 살짝 넘어 바깥쪽(오목한 곳 아님) 식스팩 라인 외측/ 지방 빼고 18mm 깊이(1번과 등 뒤 5번 혈이 연결되는 부위라 가까이 있다)
- 수분혈 라인-식스팩으로 연결된 부분의 끝나는 부위에서 아래쪽 라인 내측으로

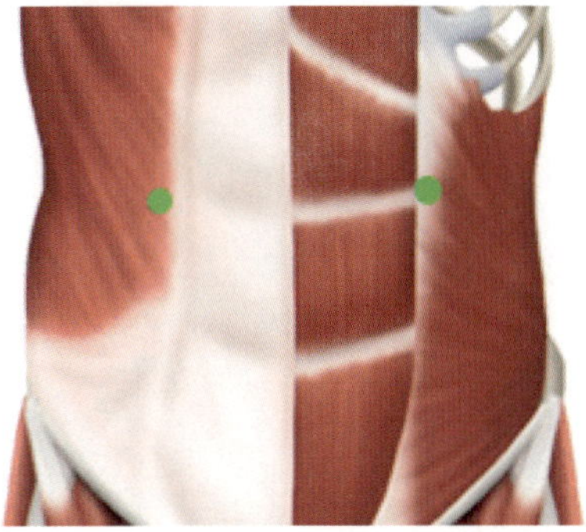

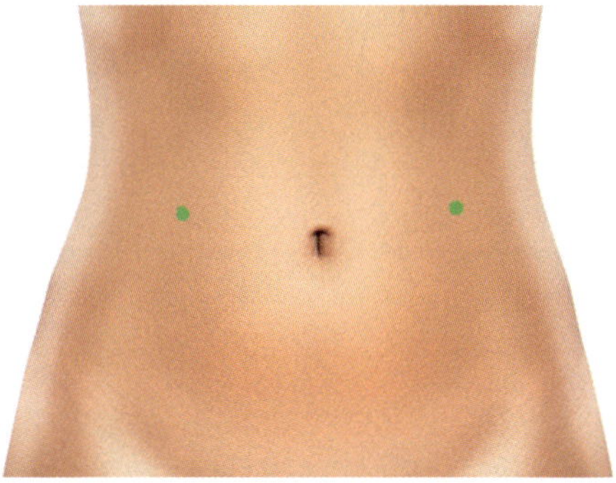

작용 부위 및 반응

시상 뒤 아래 안쪽 신방광-간비신을 회복해 피로가 풀리고 눈이 맑아진다.

신장과 방광을 정화하며 간과 비를 돕고 눈을 맑게 한다.

2혈 [폐대장혈]

- 음교혈 옆 3cm가량/지방 빼고 10~11mm
- 음교혈 옆 3.5cm 정도 근육 결 하나 넘어서 함요처(181cm 81kg 남)

복부 면적이 남녀 차이가 있음에도 거리는 비슷하다.

남성: 외릉혈 내측

여성: 외릉혈 외측

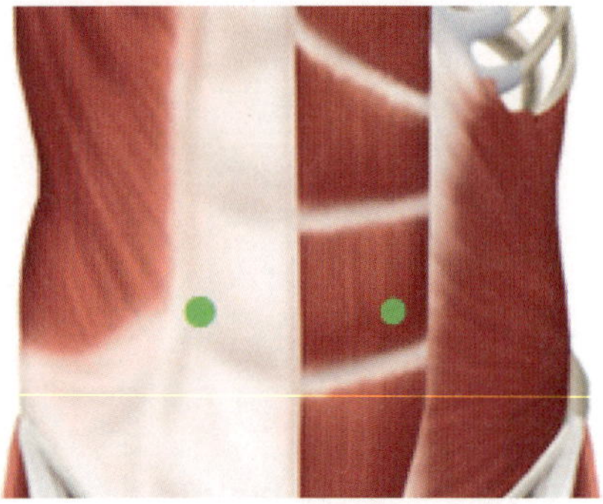

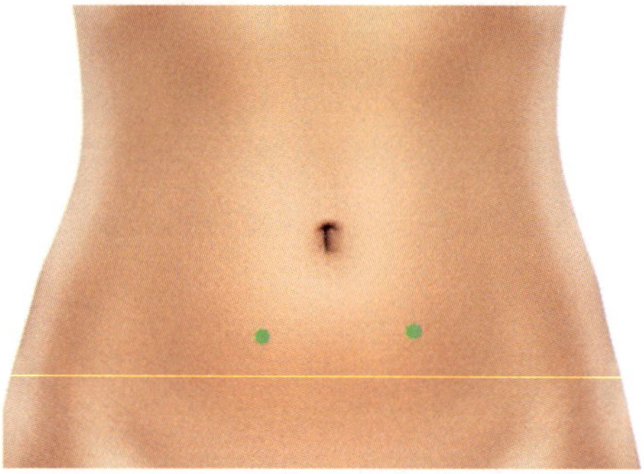

작용 부위 및 반응

시상하부의 복내측핵(공격성, 두려움 정상화) 폐대장

피로가 좀 풀림, 폐를 좋게 하면 (공기 채운 튜브처럼 펴지며) 척추(한 방에 전체적으로 작용)가 서 호흡이 잘되고 코가 뚫림. (폐 조절 하는 unknown혈과 차이)

폐대장을 정화하고 척추를 세우고 호흡이 잘되게 하여 코가 뚫린다.

3혈 [비위혈]

- 관원혈 약간 위 라인 옆(배꼽 외측 라인 선상), 21mm
- 관원혈 함요처 라인의 위쪽 경계선을 타고 근육 결 넘어서 2.5cm 정도 옆으로 함요처(181cm 80kg 남)

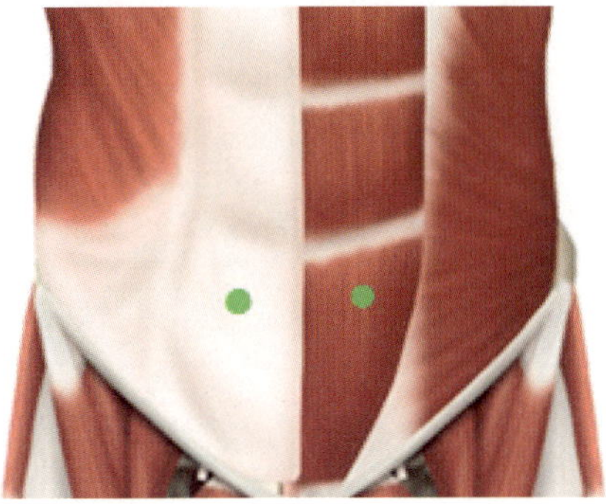
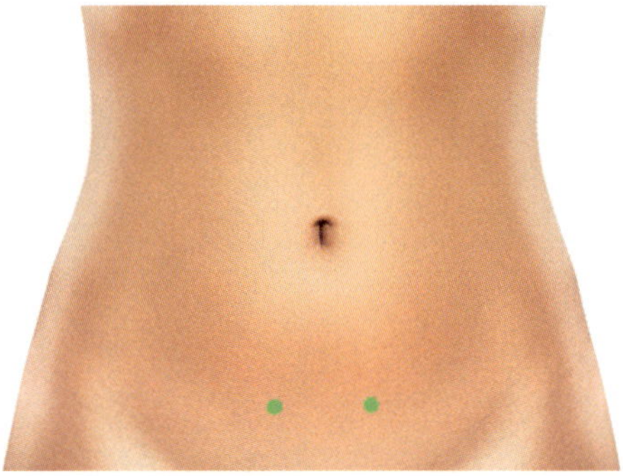

작용 부위 및 반응

뇌하수체후엽 동맥에 작용/비위/뭉친 어깨가 풀리고 스트레스가 제거된다. 릴랙스된다. 비위를 정화하고 어깨 뭉친 것을 풀며 가슴에 쌓인 스트레스를 제거한다. 비위혈은 비장, 췌장, 위장을 치료한다.

- 중극혈 옆/17mm
- 중극혈 라인 대혁혈 아래쪽에 위치 중극에서 수평 옆으로 1.8cm 부위 약간 아래 근육 결 넘어서 함요처(181cm 80kg 남)

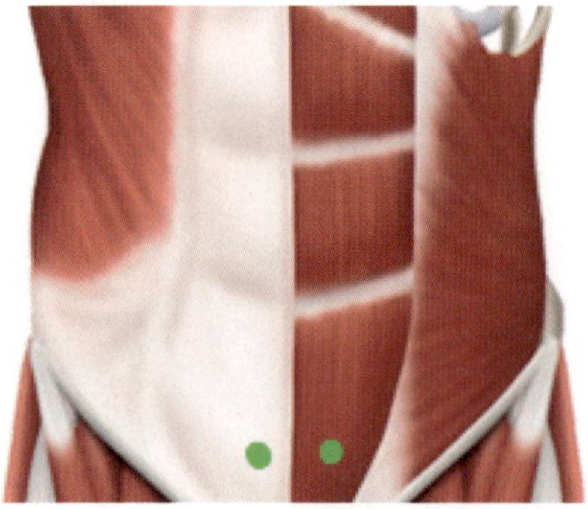

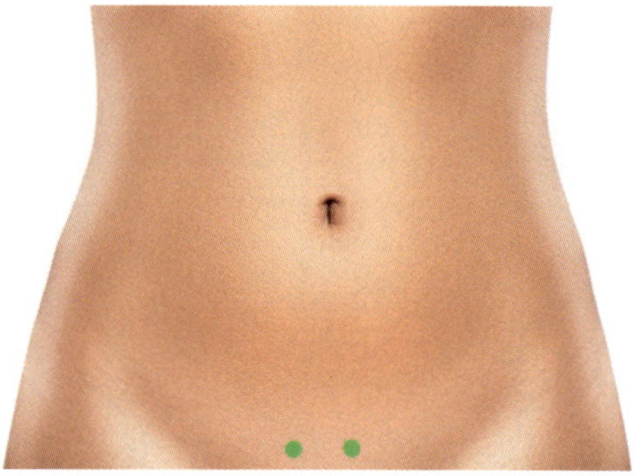

작용 부위 및 반응

뇌하수체전엽하부 내분비세포-간담(화를 확실히 푼다-눈이 밝아짐)

화를 다스리는 호르몬을 조절해 화가 별로 안 남, 뇌-장기-마음 함께 다스리는 혈자리. 간담을 정화하고 화를 다스린다.

간담에 에너지가 충만해지면 비위장-단전[14]으로 에너지 흐름

앞-단전/차크라-척추에 위치하는데 공 두 개가 붙은 형태이다.

남자는 단전이 약간 위에 있고 여자는 차크라가 약간 위에 있다.

단전은 일반적으로 7레벨이나 레벨 업 할 수 있다.

단전은 별의 에너지 체계이고 차크라는 땅의 에너지 체계이다.

차크라 1번: 남성은 양, 여성은 음

14. 기해 관원 사이 정도인데 남녀의 모양은 약간 차이가 있다.

5혈 [심포삼초혈]

- 남성: 요추 2번 라인하 8.5cm 정도 옆
- 여성: 요추 3번 라인하 6.5cm 정도 옆

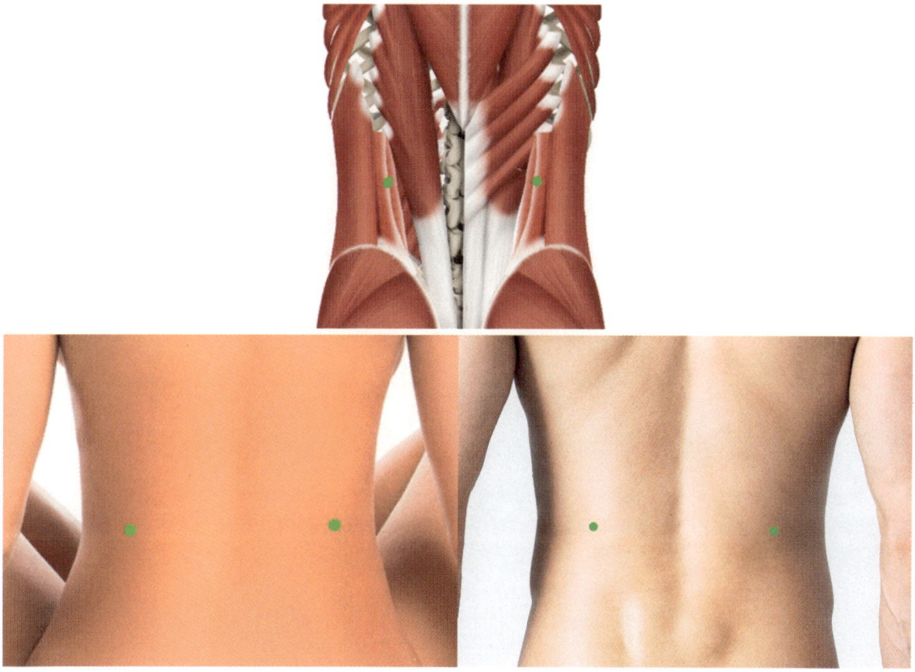

작용 부위 및 반응

시상하부 안(쪽)핵-심포삼초(를 정화해 가슴이 시원하고 행복해짐-우울감 치유)

* 삼초: 상초(옥당)-중초(명치 바로 아래 거궐)-하초(관원)

심포는 왼쪽(단중), 심장은 거의 정중앙에 작용(일부 우측 포함)

6혈 [디스크혈]

- 남성: 요추 4번 라인하 3.5cm 정도 옆
- 여성: 요추 5번 라인하 2cm 정도 옆

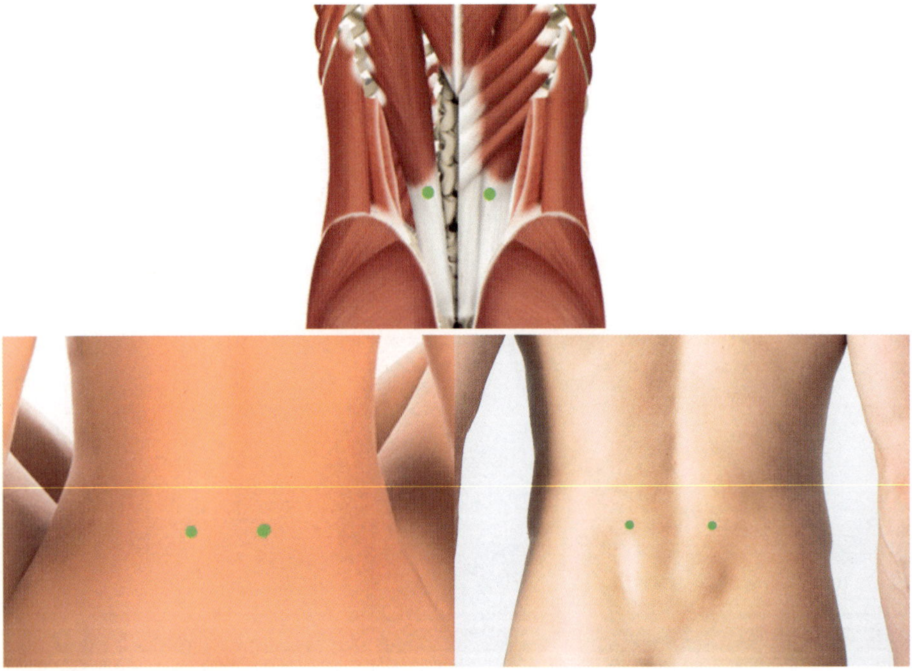

작용 부위 및 반응

안와전두영역[15] 앞부분(눈썹 바로 윗부분)

척추 전체의 디스크(몸의 상하를 펴줌-척추협착증)

상복부 명치 좌우에서 배꼽 라인까지 자극, 몸의 상하 디스크를 늘려 주고 균형을 잡아 준다. 겨드랑이 복부 측면과 등 쪽 근육 전체에 작용하는데 상하를 펴 주는 작용을 한다. 사람이 의식체이기 때문에 시술 시 환자에게 설명을 통해 인지 작용을 해야 효과적이다.

15. 안와전두피질(orbitofrontal cortex, ORC)은 의사결정에 따른 인지 처리(cognitive processing)을 관여하는 뇌의 전두엽에 있는 전전두피질 부위(prefrontal cortex region)이다. 인간에서는 브로드만 영역 10, 브로드만 영역 47로 구성된다.

7혈 [심소장혈]

- 남성: 요추 5번 라인하 2cm 정도 옆
- 여성: 천추 1번 상료혈 라인 1.5cm 정도 옆

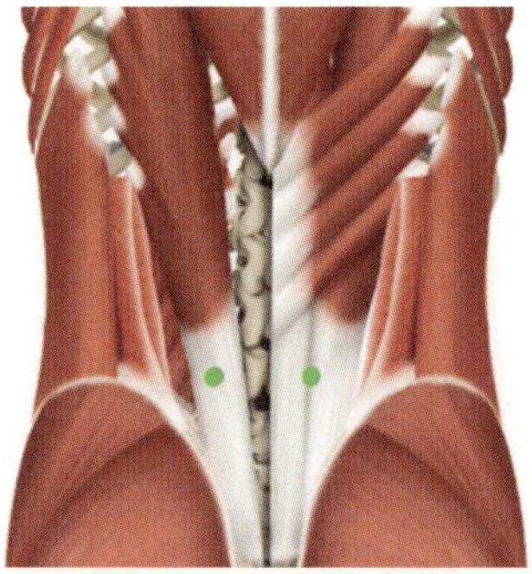

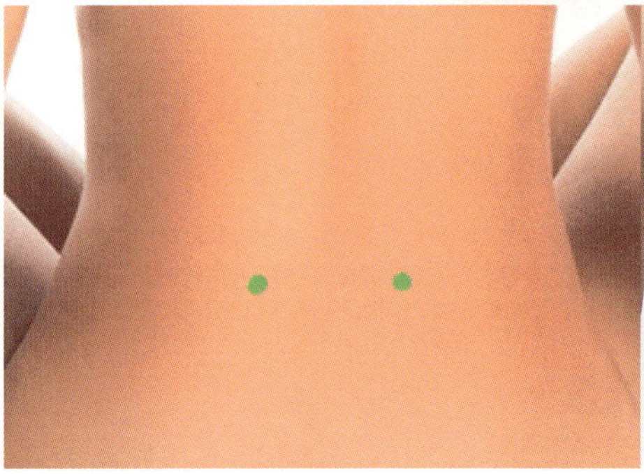

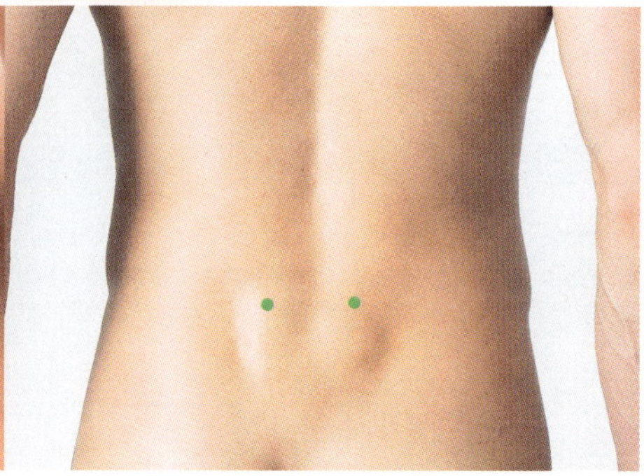

작용 부위 및 반응

두정엽 뒷부분(통각 냉온 감각 촉각 느끼고 해석)-심장 소장-다시 의식 명료해짐. 심소장에 작용해 혈액순환을 촉진하고 몸에 열을 내 손이 따뜻해짐, 릴랙스시켜서 행복감을 느낌.

심포는 좌측, 심장은 중심에 가깝고 우측으로도 작용. 축 늘어트리는 릴랙스가 아니라 순환이 되면서 약간 열이 나며 릴랙스 화락 다시 명료해짐. 심장 펌핑의 운동적 측면이 아니고 에너지로 심장이 편안해지며 화락해 릴랙스되며 순환이 잘되는 것. 심소장을 정화하고 혈액순환 열 릴랙스 행복.

일반 혈은 정보가 시상에 가 처리돼서 대뇌 전두엽 43구역 실행부서 거쳐 작동

8혈 [척추뼈혈]

- 남성: 상료혈 라인 8-9m 정도 옆
- 여성: 차료혈 라인 6.5cm 정도 옆

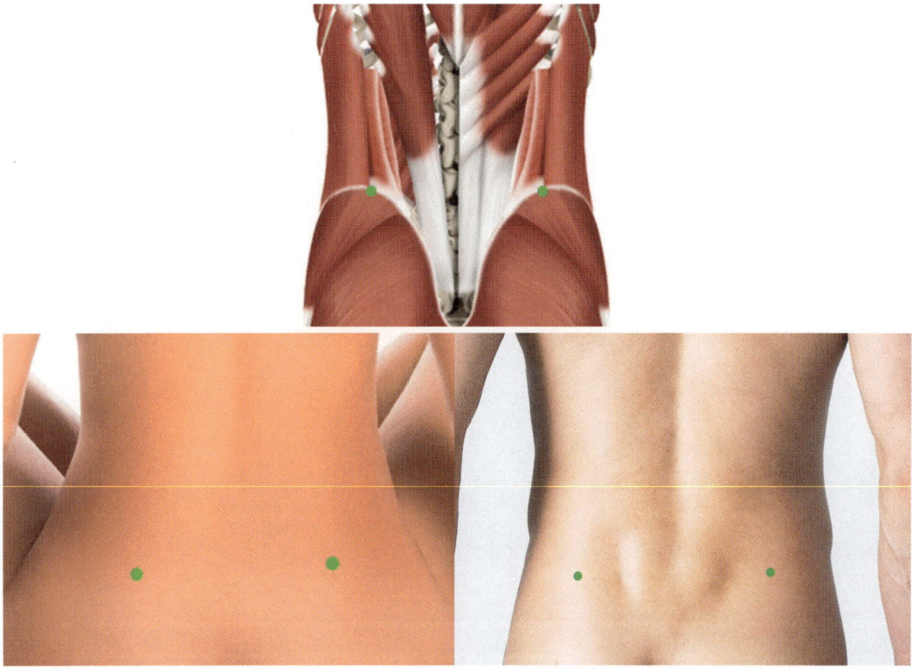

작용 부위 및 반응

두정엽 앞부분 척추뼈에 힘을 주어 옆으로 늘려 줌(척추측만증 치료).

겨드랑이 복부 측면과 등 쪽 근육 전체에 작용하는데, 옆으로 펴 주는 작용. 몸의 좌우를 늘려 주고 균형을 잡아 줌.

허리뼈(요추) 디스크혈

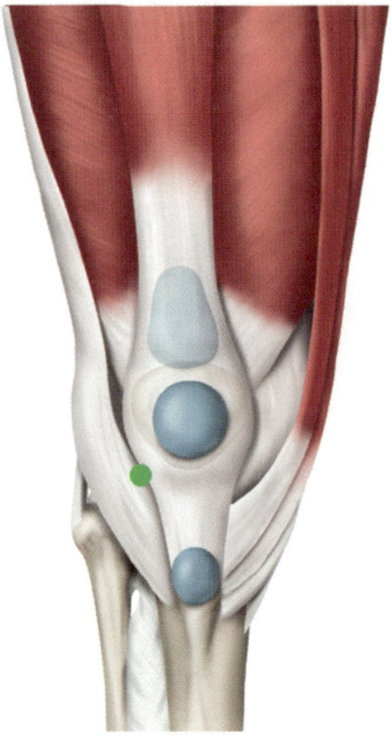

- 디스크: 디스크혈(외슬안 외방-신장혈-디스크혈: 허리 부분 작용/ 척추와 척추 사이의 공간을 늘려 줌), 양신맥 6, 양신맥 8
- 치매: 음신맥(충맥)의 해마(8혈)

6.

陰神脈 (10개 혈: 모두 15中 혈)

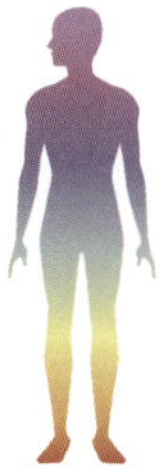

주석 기존학설의 충맥(衝脈)

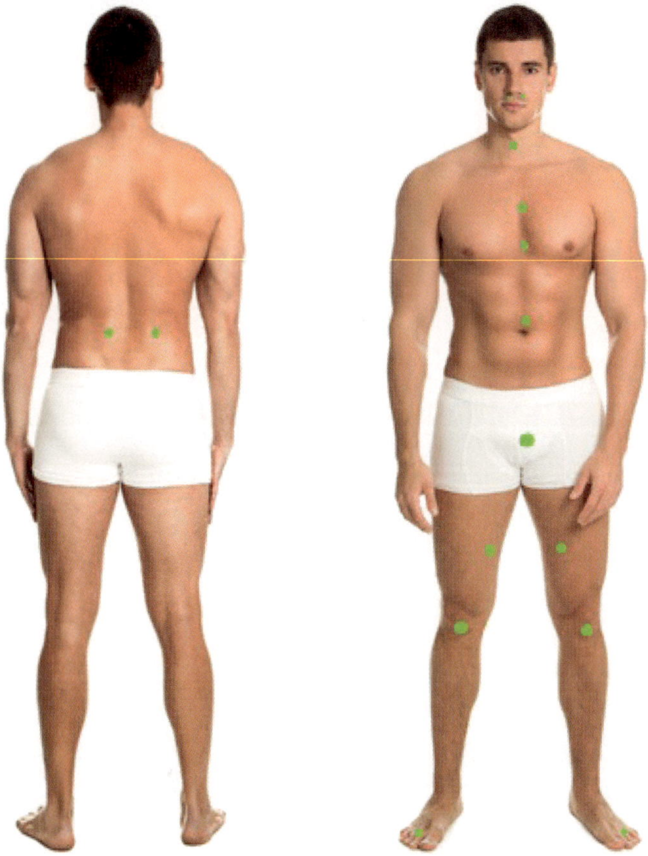

- 티벳 동북아의 전통을 가장 오래 보존(원시불교-족첸: 자비수행-지관법-화두선-에너지)- 삼태극 북/티베트(인체에 75,000~8만 개 맥이 있다고)
- 중국도 성명쌍수 있었다: 티베트에서 가져와 능엄경 중심으로 하는 유가시민불교 수행법
- 경맥체계: 혈을 조절해 일정 상태에 도달할 수도 있다. 수행의 방편으로도 활용 가능

① 12정경맥: 후천의 에너지(후천의 정기신)

② 기경팔맥: 선천의 에너지

양음유맥 - 선천지 정맥(11~15레벨)

양음교맥 - 선천지 기맥(11~15레벨)

대맥·충맥 - 선천지 신맥(11~15레벨): 다 돌면 최종적으로 머리로 감

임맥·독맥 - 후천의 음양조율(9~10레벨): 임맥은 뇌의 두 군데에 작용함(뇌의 양쪽으로 작용)

③ 후천지 영靈(원신)맥: 상·중·하영 3개 만들어 내는 맥. 무릎 쪽으로 다 통과

④ 후천지 삼태극 맥: 뚬모[16], 음양이 합쳐져 사라진 불이무아의 지복 상태. 수행자들이 말하는 중맥, 삼태극 혈까지 들어가면 암까지 정리할 수 있을 듯하다.

⑤ 무극 맥

⑥ 법신불(하나님) 맥

- 16레벨 이상에서는 유전자(DNA, RNA)에 작동: 염기 배열 순서가 맞아야 에너지가 살아나고 어긋나면 에너지가 망가짐. (t양-a음-c양-g음) 지구상 생물 DNA 헬릭스 구조가 다 오른쪽(암과 바이러스만 왼쪽)이라서 둘 다 모두 양을 만드는데, 상대적으로 봤을 때 양중양, 양중음으로 나뉘어 합해 중을 만듦. 각각의 염기가 16레벨, 두 개씩 배합하면 17레벨, 네 개 합하면 18레벨. 두 개씩 합한 것이 모두 양이나, 하나는 양중음(C-G), 하나는 양중양(T-A) 합해서 (양성의) 중 (위에서부터 GC AT). 사람은 기본적으로 완전 양이라 할 수 있다.

---

16. 뚬모: 좌우의 에너지를 중심으로 모아 열을 내서 맥의 묶인 마디마디를 풀어서 뚫어 깨달음에 이르는 티베트 수행법

- 음신맥(충맥)은 다 15레벨이고 중맥과 연결되는 혈들이 있어 혼동이 있다. 음신맥(충맥)은 상하로 동시에 움직임. 편의상 번호만 10까지 붙임. 아래로 행한 10혈이 양정맥 1번으로 연결. 좌우가 위치는 같은데 반응하는 장기(장기 자체보다는 장기의 기능적 측면일 듯)가 다름.
- 같은 간에 작용하더라도 레벨에 따라 작용하는 부위 수준이 다름.

  같은 폐라도 음신맥(충맥)은 기능적 측면 강해 기관지 쪽, 양신맥(대맥)은 폐포꽈리 쪽 작용.
- 침을 놓을 때 의사의 (치유하고자 하는) 마음이 가장 중요. 그다음에 의사의 지식과 경험. 환자와의 라포 형성, 체화되어 있으면 무심이 놓아도 자연스럽게 공명이 이루어지나 처음엔 치유하고자 하는 의지와 혈을 공명시킨다는 의식을 가져야 한다. 그냥 침으론 엄청난 자비심이 있으면 다 통하나 일반적으론 효과를 내기 쉽지 않고 즉각적이질 못하기에 생명열 약침을 활용할 필요가 있다.

  침이라는 자극을 통해 혈을 공명하여 치유하는 것이기에 공명이 먼저지 자극이 먼저가 아니다. 자극은 방편이고 공명이 목표이며, 이러한 공명을 일으키는 방식은 여러 가지가 있을 수 있음(마음, 자극, 대화, 소리 등등).
- 돌보단 금속이 전도성이 좋아 좀 더 효과적. 금속 침의 경우 꼭 에너지가 없어도 어느 정도 효과가 있고 금침은 더 효과가 좋을 수 있음. 다 방법론들이고 근본 원리는 공명시키는 것
- 양신맥(대맥)과 음신맥(충맥)(음: 전체적으로 늘어짐)을 다 돌리면 머리가 밝아지는데(선천지 신) 대·충맥이 합해져야 온전한 음양합일지 신이 될 수 있다.
- 음신맥(충맥)은 거의 시상하부(6개 혈/시상2+안와전두엽, 해마)에 많이 작용. 장기 자체에 작용하기보다는 장기의 기능적인 측면에 작용하는 것으로 봐야 할 듯하다.
- 음신맥(충맥) 실습 초기엔 (중이지만 대백과 비교해) 음성향이라 가라앉으나 다 돌고 나면 음신이 만들어져 확 깨어나는 느낌이 든다. 하나하나의 개별 혈도 중요하지만 경맥 전체의 성향도 중요하다. 침 맞으면 정화되며 졸리고 냄새도 (때론 심하게/음맥할 때 청소가 더 많이 되기 때문에 냄새가 더) 난다. 시상은 비교적 활용도가 높은

지 덜 나오고 시상하부만 자극하면 많이 나옴.

- 탐혈 시 무심의 상태를 유지하면서 심장(마음)을 열어 두고 쓱 가야 한다. 그러다 보면 감각이 심장으로 오는 데가 있을 때 멈춘다. 쫓아갈 때 (모눈종이에서) 긴 선이 통째로 상하좌우로 이동하며 초점 맞추듯 움직인다고 생각해야 한다.

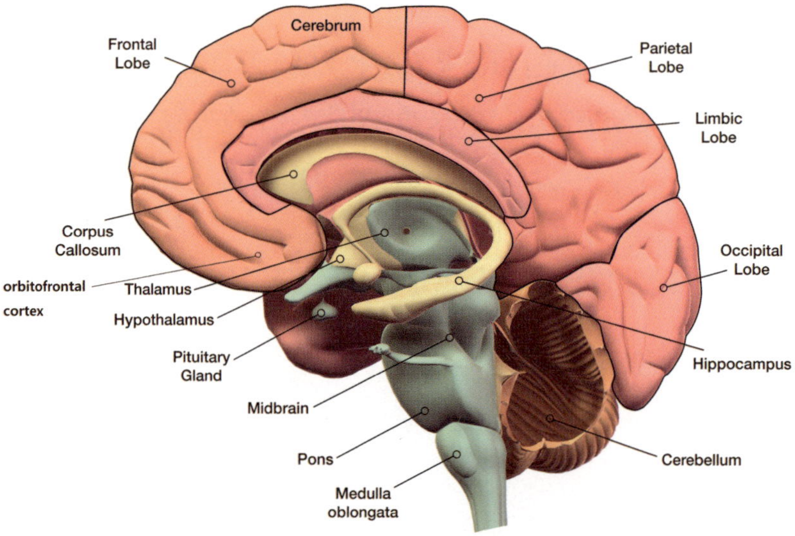

시상하부 시상 안와전두엽 해마

상체 어깨부터 손 하체 골반부터 발까지 전면 측면 내측면 필요

경락유주

1번 → 2번 → 좌측으로 올라가서 3-7번 혈

2번 → 우측으로 내려가서 8-10번 혈

1혈 [시상하부후핵혈]

- 중극 바로 아래 치골상연 바로 30도 정도 아래 방향으로 25mm 깊이
- 치골결합부위상연 붙여서 하방 30도 정도 각도로 들어가서 위치
- 곡골혈과 비슷한 위치이나 약간 아래로 각도와 깊이가 다르다.

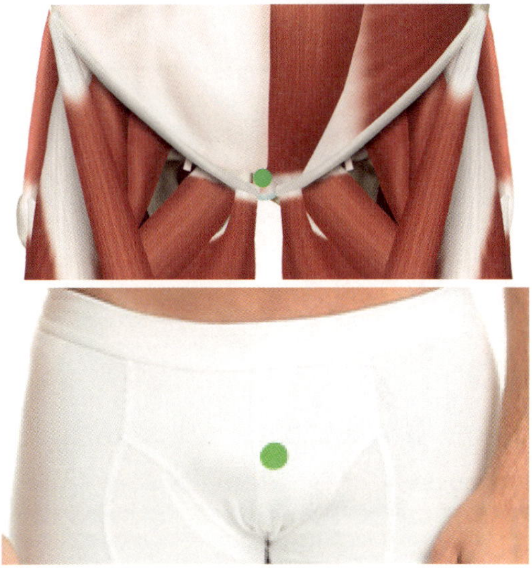

작용 부위 및 반응

시상하부후핵: 폐(가슴 넓어지고 호흡 편해짐)-무릎(앞부분), 발목 앞부분(중봉 라인)

여성: 음핵

2혈 [안와전두엽내측혈]

- 흉추 12번 기립근 옆 또는 요추 1번 혈 옆 2.5-3cm 정도 좌→우 높게 있는 경향으로 부신 윗부분과 근접해서 혈 존재
- 척추 기준이 아니라 부신의 위치가 기준으로 보임
- 오른쪽으로 들어갔다가 왼쪽으로 나와 다시 3혈로 연결. 25mm 깊이

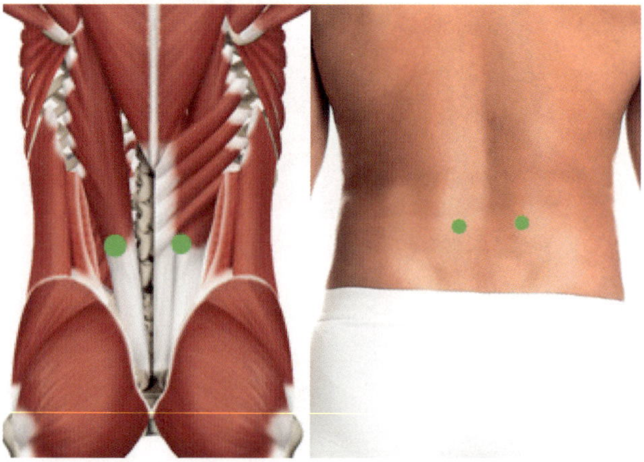

작용 부위 및 반응

안와전두엽내측(보상심리: 감정에 대한 이성적 컨트롤): 심장-팔꿈치, 손목 외측 가운데/발목 안쪽

여성: 질 입구 1/3부터 자궁 전체 작용(자궁내막), 생리통 치료

비만 원인에 해당하는 뇌 변화 논문: 안와전두엽(위축)+편도체(물수종)

안와전두엽 혈자리들을 모아서 분석해 시스템으로 만들면 구체적 개별 질환 치료법 연구 가능

Female

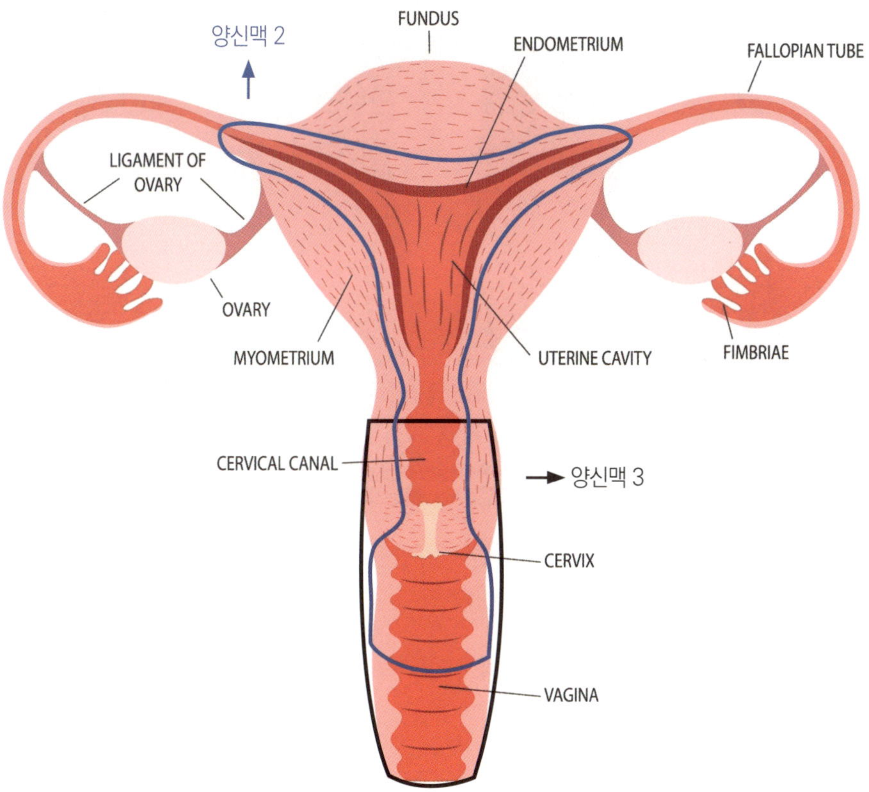
양신맥 2
FUNDUS
ENDOMETRIUM
FALLOPIAN TUBE
LIGAMENT OF OVARY
OVARY
MYOMETRIUM
UTERINE CAVITY
FIMBRIAE
CERVICAL CANAL
양신맥 3
CERVIX
VAGINA

3혈 [시상하부실방핵혈]

- 하완~건리 사이 하완혈상부 1-2mm 위에 붙어서 존재
- 명치~배꼽의 아래 1/3, 22mm 깊이

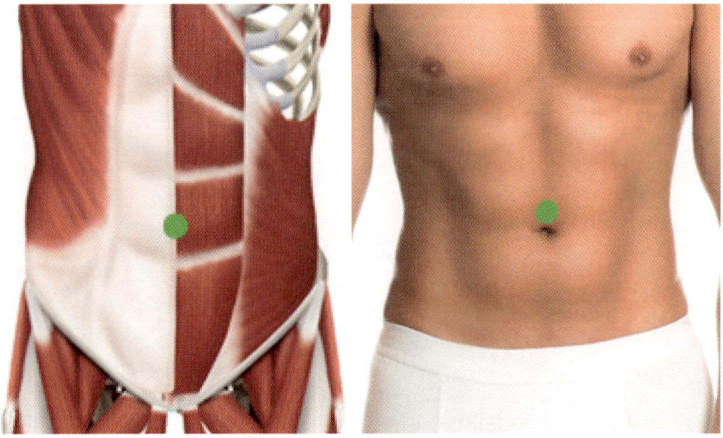

시상하부 실방핵: 비장 - 팔꿈치(곡지 기준: 2/3상 〉 1/3하), 손목(양곡혈 라인 새끼손가락 쪽 손목 상 〉 하): 손바닥 넓이 정도

시상하부 실방핵(식욕 스트레스에 대한 신체반응 조절, 성장호르몬 생성: 재생에 중요 역할)

여성 질 내부 전체 자궁경부/입덧할 때 자극되는 부위

허벅지 내측 라인 무릎까지

자궁이 수축되면서 항문까지 조임

자궁하수 등을 치료, 유산 치료, 입덧 치료

4혈 [시상하부배내측혈]

옥당~전중 사이 옥당에서 2/3 상방, 25mm 깊이

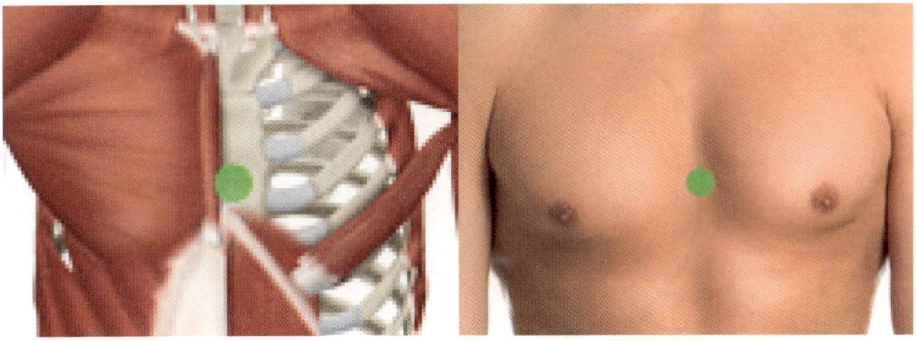

시상하부배내측-십이지장-손목(양계혈 엄지 쪽 손목 라인: 손목~하완골 중간), 팔꿈치(팔꿈치~상완골 중간) 팔목과 팔꿈치가 대칭 형태로 적용 부위 구성

시상하부배내측(릴랙스: 혈압 심박수 조절, 위장 운동 촉진(위보단 십이지장))

여성: 양측 유방 작용 우측 약간 바깥 좌측 약간 안쪽으로 좌우 다르게 작용, 좌측 난소 작용

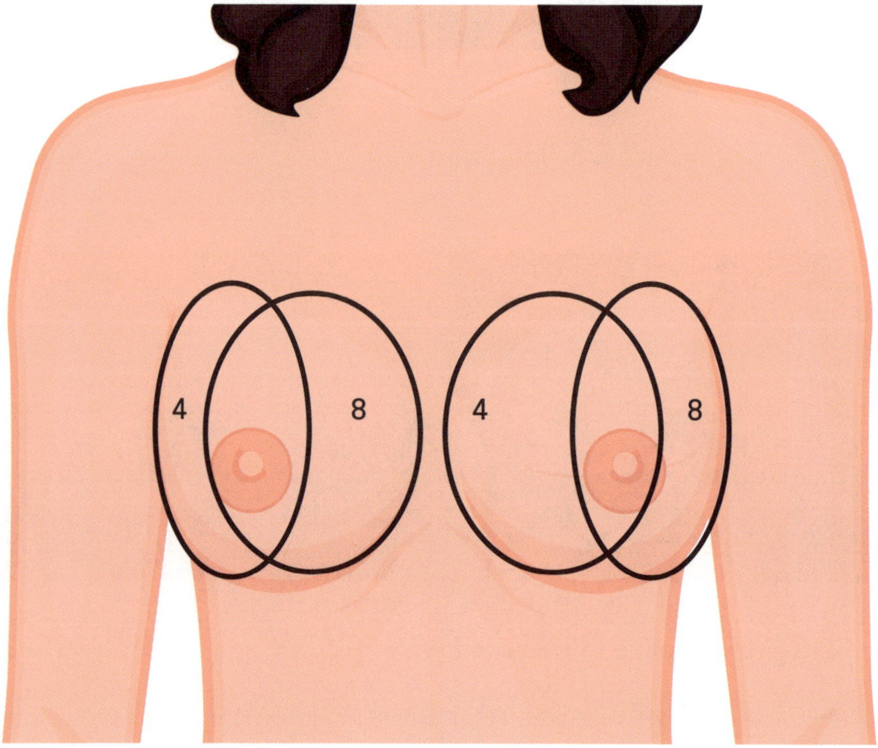

음신맥 8번은 4번 혈 반대로 작용. (우편향 좌편향)

5혈 [시상하부혈]

- 선기~화개 사이, 화개에서 1/3 상방 15mm 깊이(둥글게 있는 에너지 필드 상상하며)

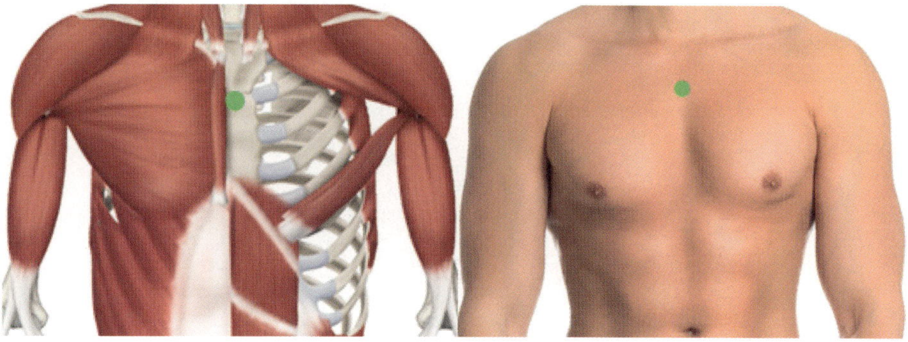

작용 부위 및 반응

시상하부배내측핵과 등쪽 안쪽 핵 사이 뒤 대장(하복에 힘 들어감. 항문에 힘 주는 느낌과 유사 - 무릎 외측, 발목 내측(내과하연~손바닥 가로 높이 영역)

여성: 자궁근육측(자궁 바깥)

외음부에서 소음순이 둘러싸고 있는 안쪽의 바닥 부위로 질, 음핵, 요도 제외한 점막 부위. 위축성 질염을 치료한다.

6혈 [시상하부등시상하혈]

- 갑상연골 바로 밑 중앙, 14mm 깊이
- 갑상연골 아래단
- 고개를 숙일 때 주름이 잡히는 곳

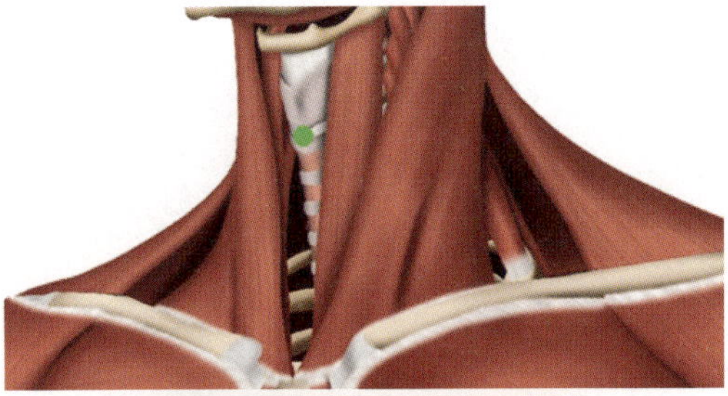

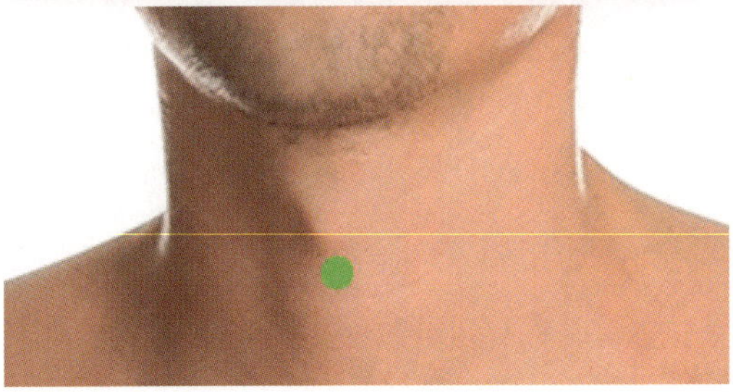

작용 부위 및 반응

시상하부 등쪽시상하핵-소장-골반뼈 측면(양옆)

약간 행복한 느낌 돌기 시작.

여성 난관 양측

자궁내막증 치료(자궁 내 생리혈이 난관을 타고 복강으로 흘러서 생기는 자궁내막증)

7혈 [시상전내측혈]

- 콧망울 외벽 중앙에서 약간 외측, 10mm 깊이(치근 부위)
- 콧망울 바로 아래 가운데 부위에서 바깥쪽으로 약간 치우쳐 위치
- 콧망울 피부 두께 기준 바깥에서 1/3 정도 안쪽 정도 위치

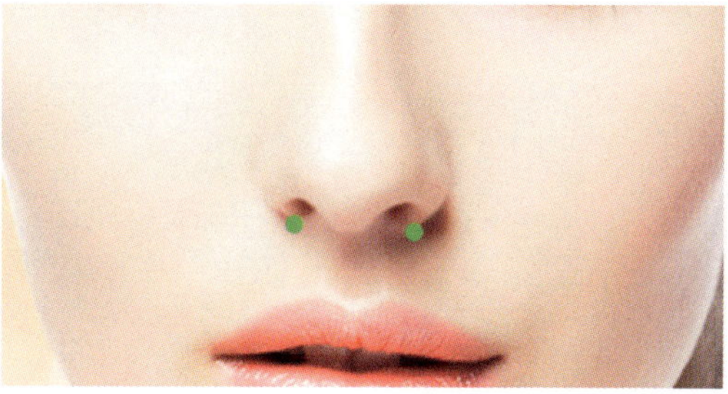

작용 부위 및 반응

우측으로 올라와 좌측으로(어딘가로 갔다가 와 바로 연결되진 않음. 더 연구 필요)

좌우 혈의 반응 부위가 다르다.

좌측 혈: 간

우측 혈: 삼초(뇌하수체, 명치위, 하단전 아래 - 삼초 부위)

여성: 좌측혈 - 대음순, 우측혈 - 소음순 작용

시상전내측 - 손등(중수골 1/2), 발등과 발가락 사이, 슬개골상연~위로 손가락 4마디 정도 영역

의식이 냉철하고 명철해진다.

8혈 [해마혈]

- 무릎~사타구니 중앙 허벅지 안쪽.
- 누워서 찾기 쉬운데 누워서 무릎 내측광근 가운데에서 안쪽으로 올라오다 뒤쪽 봉공근과 만나는 부위
- 2번 혈에서 우측으로 내려감. 18mm

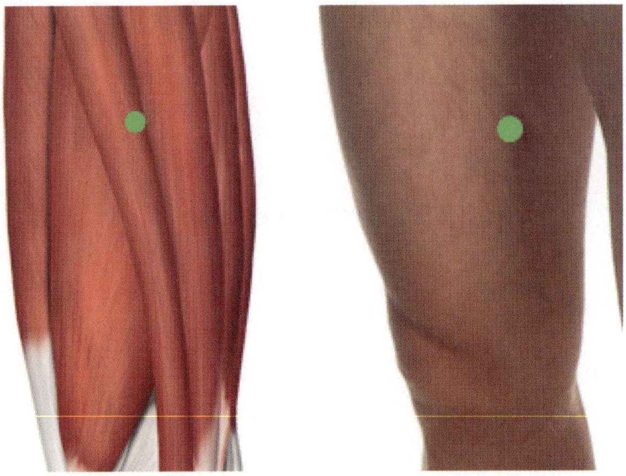

작용 부위 및 반응

해마(관자놀이, 귀 뒤 측두: 치매, 알츠하이머 초기)

좌측 혈: 좌측 신장 및 부신 피질 작용

우측 혈: 담에 작용(담즙 분비, 배설)

여성: 4번 혈과 유방 반대 형태로 양측 유방 작용. 좌측 약간 바깥 우측 약간 안쪽으로 좌우 다르게 작용, 우측 난소 작용/생리 전 증후군 치료 가능성

손목 위 옆(양명경 라인) 양계 아래 손등 부위, 주관절 팔꿈치 소해혈 쪽 아래로 내측, 어깨 외측(당당해짐)

자신만만, 긍정적.

9혈 [시상복측후핵혈]

- 무릎 슬개내측 중간 약간 아래, 12mm 깊이
- 무릎 90도 상태에서 무릎 모서리 꼭짓점을 향해 무릎 옆 살을 위아래로 압박하면 주름이 생기는데 이 라인과 무릎뼈 옆을 검지손가락으로 비스듬히 눌러서 생기는 교차점의 함요처 부위

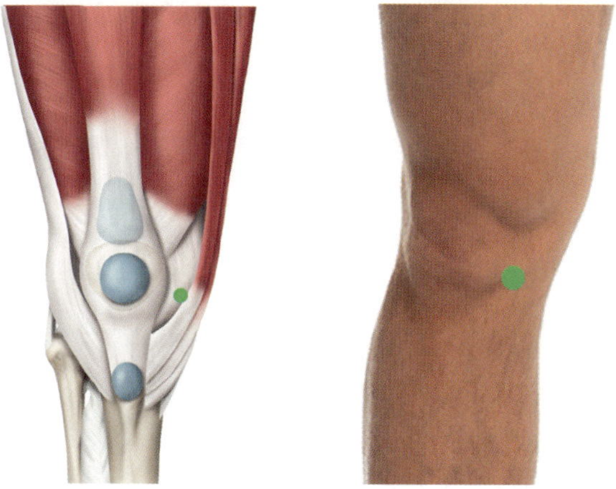

작용 부위 및 반응

시상(ventral posterior nucleus)-신장(우측 혈) 심포(좌측 혈)-엉덩이뼈

긍정적이고 밝은 마음 가지게, 엉덩이 쪽 힘 들어오고 균형 잡힘. 좌골점액낭염 치료 가능.

우측 혈: 우측 부신피질 작용

좌측 혈: 심포 작용

여성: 좌측 혈 질 입구 기준으로 아래 1/2 부위 바르톨린선 포함. 우측 혈 질 입구 기준으로 위쪽 1/2 부위

10혈 [시상하부시교차상핵혈]

- 내정혈 약간 위, 8mm 깊이
- 내정혈 위로 본절 시작 부위 함요처
- 내정혈이 2-3족지 사이 가운데 함요처라고 한다면 10혈은 가운데에서 위쪽으로 1cm 정도 위쪽 본절 뼈 시작 부위 함요처

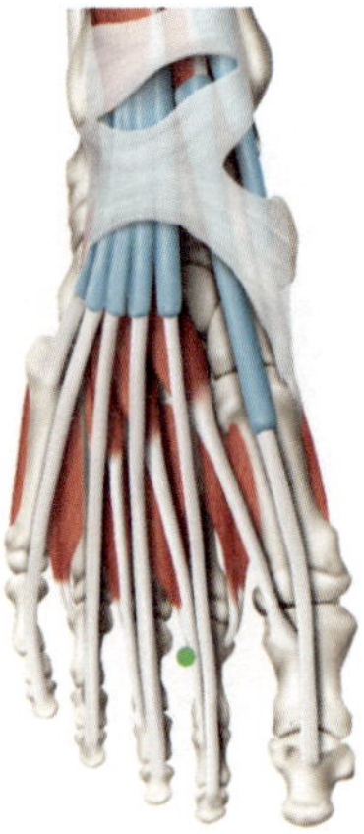

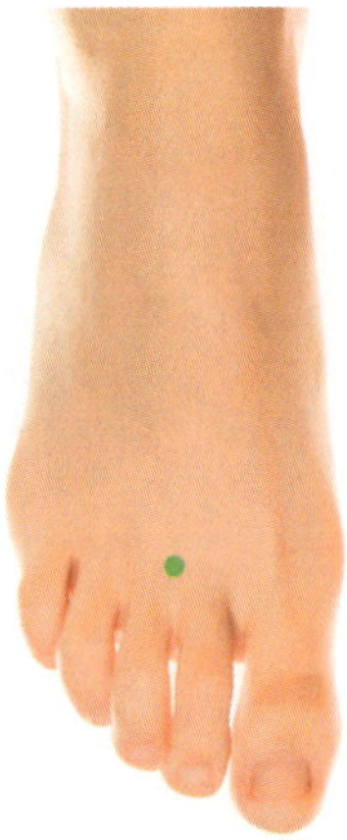

시상하부(시교차상핵): 췌장–무릎 안쪽 발목 바깥쪽(외과 하연부터 손바닥 가로 높이 정도)

시교차상핵(신체 내부 시계, 눈 밝아짐)

의식이 밝아져 도리어 생각이 없는 것(오직 모를 뿐인 마음), 침묵.

좌측 혈: 췌장 작용(호르몬, 소화)

우측 혈: 방광 작용

여성 우측 혈 질 입구에서 입구 쪽 1/2 부위, 좌측 혈 질의 입구 1/2 부위부터 자궁경부까지

* 음신맥을 전체적으로 일순환하며 맥을 청소하니 신에너지가 생겨 밝아지는 현상이다.

* 간비불화(간이 안 좋아서 생기는 비장 손상)

  ex) 음주 과도로 인한 당뇨

  진단 부위 명치 아래 좌측 늑골 쪽 압통

  치료혈-늑골 3번 위쪽으로 젖꼭지에서 42도 정도 내측으로 젖꼭지와 전중의 1/3~3/10 부위

* 담석 통증 치료 부위 흉골병에서 3번 갈비뼈 시작 부위로 갈비뼈 가운데 위치

7.
任脈 (28개 혈)

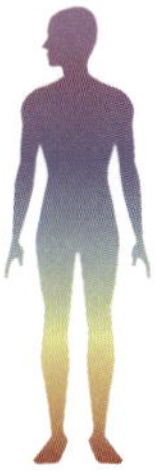

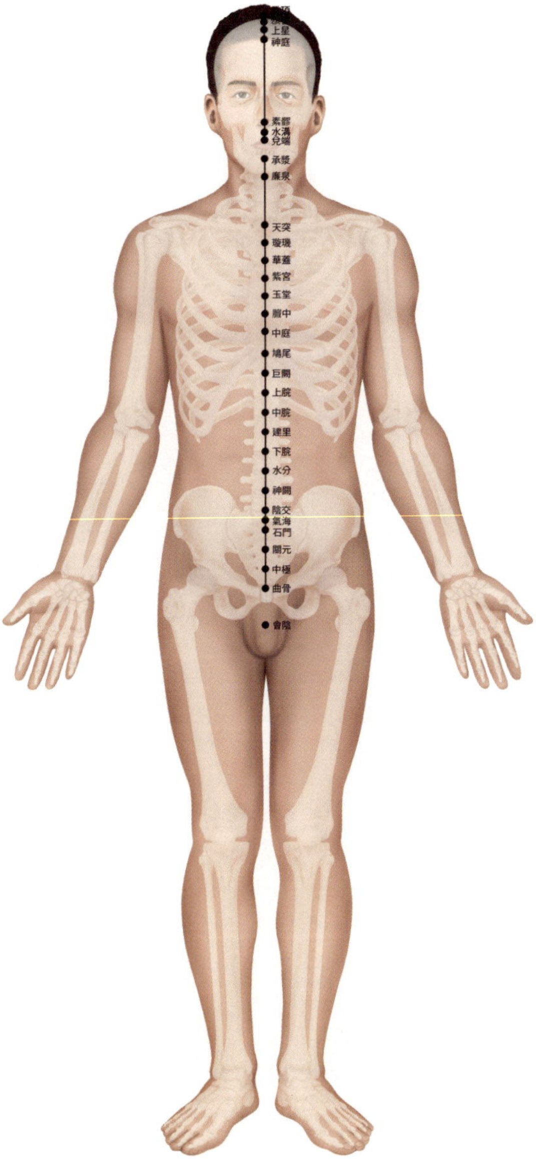
上星
神庭
素髎
水溝
兌端
承漿
廉泉
天突
璇璣
華蓋
紫宮
玉堂
膻中
中庭
鳩尾
巨闕
上脘
中脘
建里
下脘
水分
神闕
陰交
氣海
石門
關元
中極
曲骨
會陰

- 뇌 영역별 기능을 서술한 책 필요(최신 뇌 표준 영역도 필요).
- 약침을 함부로 사용하면 안 됨. 약 성분이 가지고 있는 인포메이션이 혈을 자극하는데, 왜곡되게 작용해 공명을 제대로 못 하고 두정엽으로 가서 불쾌한 감정을 유발함. 생각 따라 에너지가 가기 때문에, 침을 놓을 때 혈을 정확하게 이해하고 염두에 두어야 함.
- 육맥은 바로 뇌로 작용하는데 임독맥은 뇌로 갔다가 다시 전두엽으로 움직인 후 몸에 반응이 옴. 임맥은 같은 부위(전두엽 9번 등)에 공통분모처럼 계속 반응이 나타남.
- 독맥은 입술 바로 위 태단에서 끝나고, 임맥이 신혈 1에서 시작. 임맥은 단순하지가 않고 여러 개가 작동하다 보니 복잡함, 깨달음과는 상관없이 음양을 조율해 몸의 안정을 찾아 줌(소주천-다 돈 다음에 의식 상태의 승화는 이루어지지 않음). 임독맥만 도는 게 소주천이 아니라 그걸 통해 전체적인 순환이 이루어져야 함. 소주천 혈자리도 있음. 각 에너지들을 최소 한 번은 경험해 인지해야 공명할 수 있음.
- 임맥의 혈들이 마음이 편해지는 것은 심장과 무관하게 폐 기관지의 기능이 개선되어 호흡이 안정되며 마음이 편해지는 것으로 봐야 한다. (손상되면 우울) 기분이 좋다는 것은 폐(호흡)의 작용이다.
- 교감 신경 항진되면 부교감을 떨어트린다는 잘못된 상식. 부교감을 중으로 맞춰 안정화해야 함. 잠이 안 올 때 동시에 교감을 하강시키고 부교감을 항진시키면 도리어 미침. 한쪽(반대쪽)을 중으로 맞추어 주면 항진이든 저하든 안정이 된다. 반대쪽을 중으로 맞춰 주어야 함.
- 노안 혈: 족내과 내측 라인 상연에서 4횡지, 눌러서 아픈 부위. 나이 들면 노안 있어 아픔.
- 냉기 빼는 혈자리: 양신맥(대맥) 1번 혈 외측 1~1.5cm. 손발이 따뜻해짐.

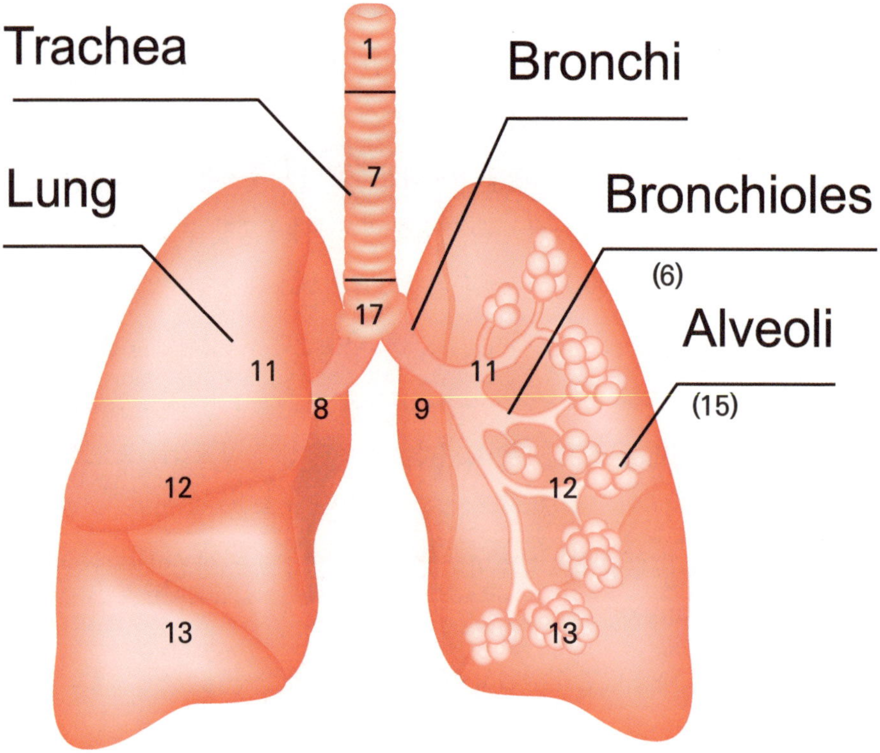
Trachea
Lung
Bronchi
Bronchioles
(6)
Alveoli
(15)
1
7
17
8
9
11
11
12
12
13
13

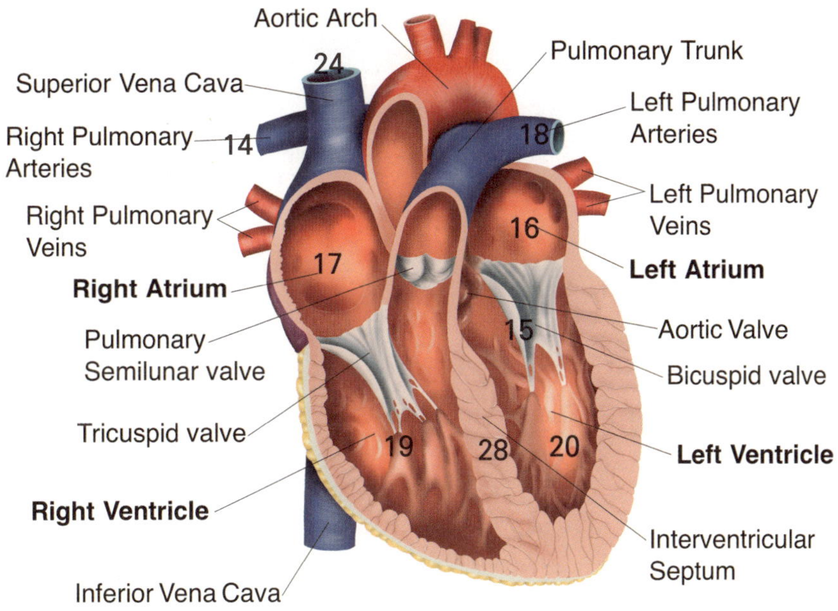

Aortic Arch
24
Superior Vena Cava
Right Pulmonary Arteries
14
Right Pulmonary Veins
Right Atrium
17
Pulmonary Semilunar valve
Tricuspid valve
Right Ventricle
19
Inferior Vena Cava
Pulmonary Trunk
18
Left Pulmonary Arteries
Left Pulmonary Veins
16
Left Atrium
Aortic Valve
15
Bicuspid valve
28
20
Left Ventricle
Interventricular Septum

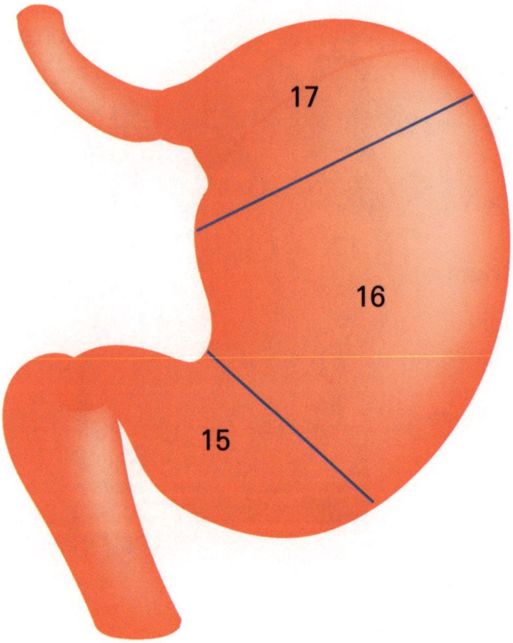
17
16
15

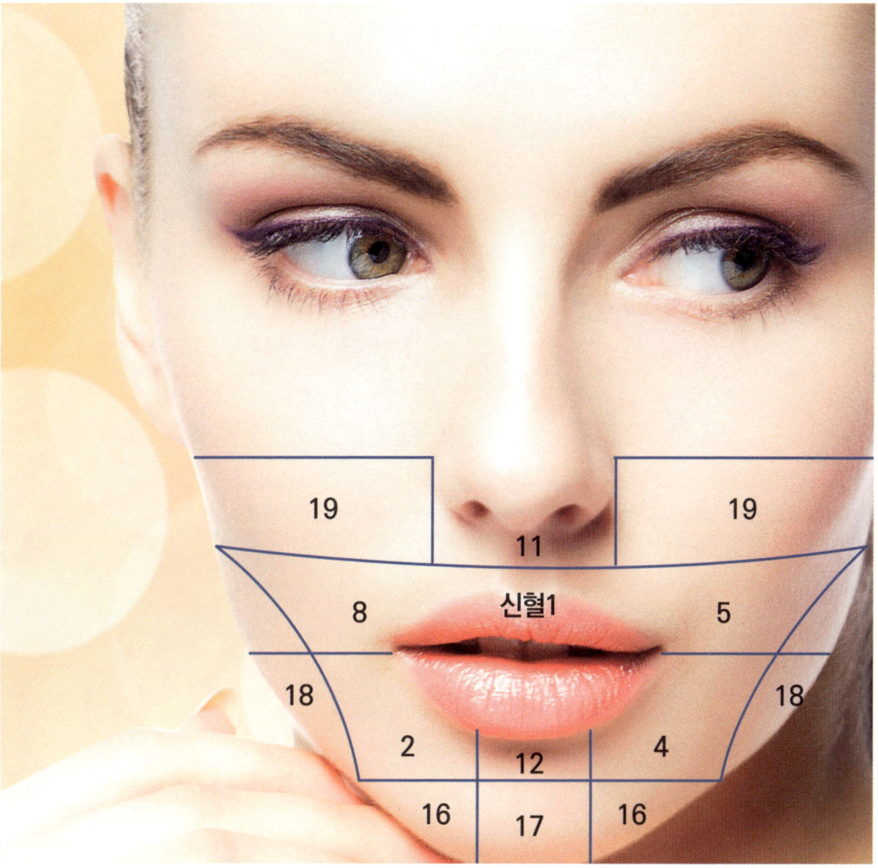

19
19
11
신혈1
8
5
18
18
2
12
4
16
17
16

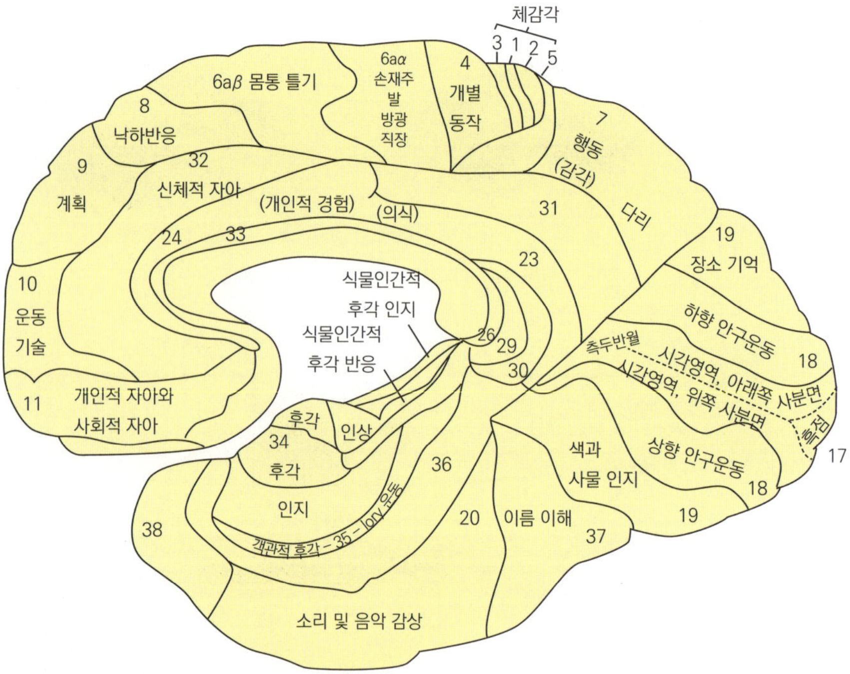
체감각
3 1 2 5
4
개별
동작
6aα
손재주
발
방광
직장
6aβ 몸통 틀기
8
낙하반응
7
행동
(감각)
다리
9
계획
32
신체적 자아
(개인적 경험)
(의식)
31
24
33
23
19
장소 기억
10
운동
기술
식물인간적
후각 인지
식물인간적
후각 반응
26
29
30
하향 안구운동
18
측두반월
시각영역, 아래쪽 사분면
시각영역, 위쪽 사분면
11
개인적 자아와
사회적 자아
후각
34
후각
인상
인지
36
색과
사물 인지
상향 안구운동
18
17
38
20
이름 이해
37
19
소리 및 음악 감상

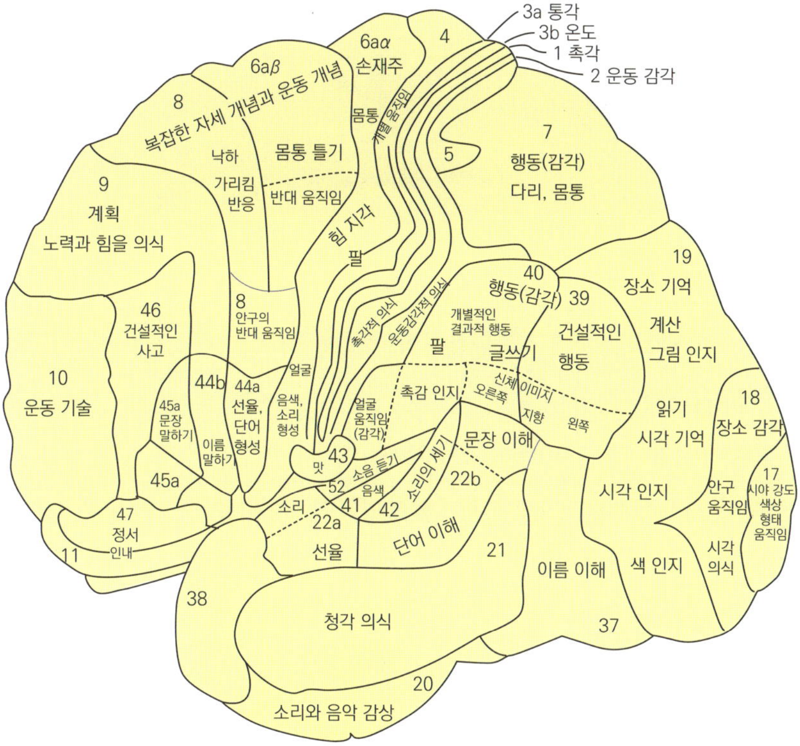
3a 통각
3b 온도
1 촉각
2 운동 감각
4
6aα
손재주
몸통
개별 움직임
6aβ
복잡한 자세 개념과 운동 개념
8
몸통 틀기
낙하
가리킴
반응
반대 움직임
힘 지각
팔
5
7
행동(감각)
다리, 몸통
9
계획
노력과 힘을 의식
8
안구의
반대 움직임
46
건설적인
사고
10
운동 기술
44b
44a
선율,
단어
형성
얼굴
음색,
소리
형성
45a
문장
말하기
이름
말하기
45a
촉각적 의식
운동감각적 의식
얼굴
움직임
(감각)
43
맛
40
행동(감각)
개별적인
결과적 행동
팔
글쓰기
촉감 인지
신체 이미지
오른쪽
지향
왼쪽
39
건설적인
행동
19
장소 기억
계산
그림 인지
읽기
시각 기억
18
장소 감각
문장 이해
소음 듣기
소리의 세기
22b
52
음색
41
42
소리
22a
선율
단어 이해
21
이름 이해
시각 인지
안구
움직임
17
시야 강도
색상
형태
움직임
시각
의식
색 인지
47
정서
인내
11
38
청각 의식
37
20
소리와 음악 감상

1혈. 신혈1(10중)

- 인중 고랑 아랫부분과 붉은 입술이 이루는 경계선의 중점으로 태단혈로 알려진 부위 태단혈은 그보다 약간(1-2mm) 위 6mm 깊이.

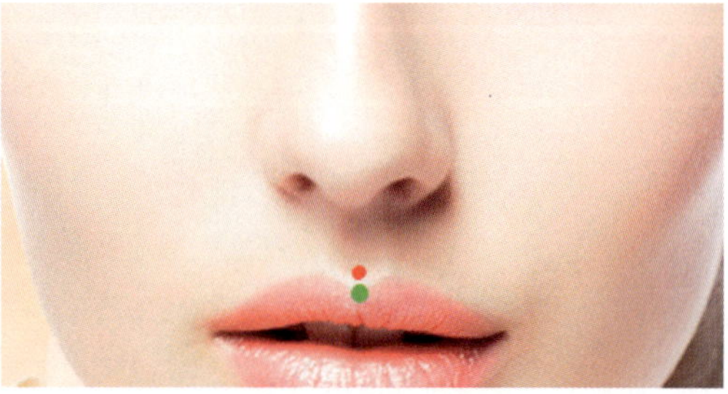

작용 부위 및 반응

대뇌반구 안쪽 피질(26구역 식물인간적 후각인지)

두정엽(행동(감각) 7구역)

위 구강 중앙부(치아 2/3~인중혈 중앙 부분: 송곳니 안쪽 중앙 부분)

기관(trachea)의 윗부분 1/5영역(스트레스 영역) - 약간 편안해지는 반응, 매핵기 부위

2혈. 승장(9양)

- 정중선에서 아랫입술 아래(mentolabial sulcus) 가장 우묵한 곳 8mm 깊이

작용 부위 및 반응

전전두엽 38구역(감정 영역에 영향을 줘 기분이 풀림, 릴랙스, 침묵)

후두정엽(언어 영역, 촉각, 피부감각): 문자를 단어로 조합해 의미나 생각을 만드는 곳

측두엽의 후각(34영역)

우하 어금니 부위 구강(침 분비 치아) - 코도 뚫려 시원해짐(후각신경 살아남), 소장에 작동(배꼽 위 중앙 쪽)

3혈. 염천(9음)

- 설골상연 중앙 하악골 사이
- 설골의 윗변연 중심부, 10mm 깊이

작용 부위 및 반응

전전두엽(중앙 아래 부위, 행동 판단)

측두엽 뇌각부 위 43구역(미각)

후두정엽(언어 영역)

설하선, 상복부 위(구미~중완 부위)

4혈. 천돌(9중)

- 흉골병(胸骨柄)의 경절흔으로부터 위로 5푼 되는 우묵한 곳 10mm 깊이

작용 부위 및 반응

전두엽(몸통 틀기 머리 틀기: 트위스트 움직임)

측두엽(후각 미각 동시 작용)

좌하 어금니 부위(왼쪽 악하선), 흉부 식도(식도 중앙 목에서 2/5-4/5영역) - 역류성 식도염

5혈. 신혈2(9음)

- 선기~천돌 사이, 흉골병 중앙 부근, 7mm 깊이

작용 부위 및 반응

두정엽 7번 구역(행동 감각 영역)

전두엽 9번 구역(계획 세우고, 노력과 힘을 의식)

좌상 어금니 부위 구강, 식도 상하 1/5 영역 (경부 식도+복강 내 식도) - 역류성 식도염

좌측 어금니 쪽 문제 있으면 역류성 식도염 발생할 확률 높다.

임플란트 이후 증상 소실 경험

6혈. 선기(9양)

- 쇄골(鎖骨)과 첫째 늑골의 사이를 지나는 수평선과 앞정중선의 교차점 9mm 깊이

작용 부위 및 반응

전두엽 9번 구역

후두엽(안구 움직임): 눈 쪽으로 힘이 오고 움직임이 빨라짐

측두엽(청각 영역: 귀 청소한 느낌)

혀뿌리 중심부, 모세기관지(옆구리 부위), 위(중완~배꼽) - 편하게 해 줌

7혈. 화개(9중)

- 몸의 앞정중선과 제1 늑골 사이를 연결한 선이 교차하는 점 8mm 깊이

작용 부위 및 반응

전두엽 9번

측두엽(미각)

혀 앞부분, 기관(trachea) (5등분 시 2~4/5)

cf. 기관(trachea)을 5등분 시 하부 5/5 부위는 건리혈

8혈. 자궁紫宮(10양)

- 몸의 앞정중선과 제2 늑간을 연결하는 선과의 교차점 임맥 중 큰 혈, 11mm 깊이

작용 부위 및 반응

전두엽 9번

좌후두엽 상부(장소 기억)-전두엽 9-우측 기관지

우상악(턱뼈까지), 우측 기관지

여성: 유두 포함 유방 상부 2/3~1/2 부위

남성: 유두 포함 유방 상부 2/3~1/2 부위

유두에서 성기(질) 쪽으로 라인 연결된 느낌

유두 → 성기(질) → 무릎 안쪽 → 종아리 바깥쪽 → 발목 가운데 지나서 새끼발가락 쪽으로 라인

9혈. 옥당(9음)

- 몸의 앞정중선과 흉골체(胸骨體)의 양옆에 있는 제3 늑골 사이를 연결한 선의 교차점 8mm 깊이

작용 부위 및 반응

우후두엽상부(맨 위) 전두엽 9번

안쪽 연구개(코로 반응-축농증)와 아래쪽 대측, 안쪽 설하선, 좌측 기관지

10혈. 전중(9중)

- 제4 늑골 사이를 연결한 선과 정중선과의 교차점 12mm 깊이

작용 부위 및 반응

전두엽 9번

후두엽(계산 영역): 귀 외후방 – 후두엽은 단순 계산 영역

cf. 논리적 사고를 요구하는 계산은 전두엽

앞쪽 경구개(상하): 코에 반응하지 않음, 바깥쪽 설하선

11혈. 중정(10음)

- 앞가슴의 정중선에서 흉골체(胸骨體)와 검상돌기(劍狀突起)의 부착부에 해당하는 가장 우묵한 곳(신궐과 중정은 8촌), 12mm 깊이

작용 부위 및 반응

전두엽 9번

후두엽(안쪽피질: 시각 색인지/외측피질: 읽기-난독증)

위 중앙 앞니 체(뿌리: 이빨 잇몸), (송곳니 사이), 좌우 상엽기관지

여성: 유방 유두 포함 1/2 아래쪽 부위 자궁과 연결 회음부 작용

남성: 유방 유두 포함 1/2 아래쪽 부위 회음부 작용

유방, 자궁, 회음, 서혜부 지나 대퇴, 전방 부위, 무릎, 종아리, 발목외과 뒤쪽 발뒤꿈치 라인 연결

12혈. 신혈3(10양)

- 구미와 중정 사이(검상돌기 위), 11mm 깊이

작용 부위 및 반응

전두엽 9번

후두엽(안쪽 대뇌피질 시각 영역 아래쪽 사분면-안구의 구체적인 체보단 통로나 기능적 측면)

가운데 아래쪽 이빨, 좌우 중엽기관지 부위

cf. 우측은 중엽이 있으나 좌측은 중엽이 없다. 좌측은 중엽기관지 대신 비슷한 부위(설상기관지)가 있다.

13혈. 구미(9중)

- 검상돌기와 늑골궁(肋骨弓)이 갈라진 사이를 연결한 중심에서 1촌 아래, 9mm 깊이

작용 부위 및 반응

대뇌 외측피질(3a: 통각)

후두엽과 측두엽의 경계(37구역: 이름 이해)

경추 자율신경계(경추부 부교감 신경을 작동해 풀어 줘 편안하게 해 줌, 교감 부교감이 혼재)

릴랙스는 아니나 편안해짐

좌우 하엽 기관지

* 경추 꼬리뼈-부교감, 중간-교감

* 12경맥은 시상을 거쳐 정보를 전달한다.

임독맥의 수준이 그렇게 높지 않은데도 기경팔맥에 들어가는 이유: 시상을 거치지 않고 뇌에 바로 정보를 전달해 작동

임맥 1, 2혈을 활용하면 불면증에 도움이 될 수 있다.

* 각 혈이 교감 부교감에 모두 작동하는데 작용 비율이 다름

14혈. 거궐(9양)

- 검상돌기(劍狀突起) 끝에서 아래로 1촌 되는 곳. 7mm 깊이
- 임맥혈 간 간격 좁으니 모서리로 발라 공명시켜야 함.

작용 부위 및 반응

대뇌반구 외피질 7구역 행동 감각 영역 상부 뒷부분(1/4)

8구역 안구의 반대 움직임 영역 상부 앞부분(1/4)

19번 3차 시각의 아랫부분 색인지 부분(색맹 색약 응용 가능할 듯)

흉추 2~3번 부위 자율신경에 작용(교감신경): 목 아래 뼈 쪽으로 가서 당겨 줌

눈에 힘 들어간다(동공 확대: 색인지 안구 반대 움직임 연관) 교감2(동공 확대): 부교감1(축소)

심장박동 촉진(교감신경 100% 가까움), 광대뼈 밑 윗잇몸(양 측면 송곳니~어금니)

심장의 우폐동맥 부위

대동맥

15혈. 상완(9음)

- 배꼽 중심(신궐)에서 위로 5촌. 6mm 깊이
- 폐는 1:1 / 위하부는 1:2 / 심장은 2:1 작용

작용 부위 및 반응

행동 감각, 건설적 사고, 6aβ 반대 움직임 영역 상부 윗부분(1/4)

흉추 1번 자율신경에 반응하는데 결과는 릴랙스(교감신경에 작동하는데 부교감에도

영향을 미쳐 릴랙스. 교감은 직접적으로 작용하고 부교감은 직접 작용하는 것이 아니라 뇌 특정 구역으로 갔다가 부교감에 가서 작용해 영향): 눈에 힘이 빠져 졸림

폐 외각 폐포에 작용(옆구리 위 갈비뼈 부위, 이완 1:수축 1)

위하부(소화관 억제 1:운동촉진 2), 심장 좌심실 상부(2:1) 작용, 턱관절 원판(디스크)에 작용.

* 턱관절 명혈: 쇄골하 첫 함요처 누르면 아픈 부위. 턱 라인 아래 선상
* 혈들은 교감(부교감)신경을 활성화해 주는 것이 아니라 중을 맞춰 유지해 주는 것

교감에 작용하는지 부교감에 작용하는지가 우선이 아니라 혈이 자율신경계에 어떤 비율로 작동하면서 중을 맞춰 주는가로 이해해야 한다.

각 혈이 자율신경에 작용하는데 에너지적 차원에서 혈별로 교감, 비교감이 작용하는 비율을 알아야 한다.

* 상복부 임맥혈들이 소화에 도움을 주는 것은 혈 자체가 작동하는 것이 아니라 혈 부근에 영향을 미쳐 간접적으로 영향을 주는 경향이 있다.
* 한의학은 마음의 의학(자체가 양자의학). 환자를 고치고자 하는 의사의 의지와 생각, 혈에 대한 이해와 지식, 치료 경험, 환자와의 라포 등이 어우러져 작용한다. 마음을 수련하지 않고는 좋은 한의사가 될 수 없다.

16혈. 중완(10중)

- 배꼽 중심(신궐)에서 위로 4촌 8mm 깊이
- 대뇌 외측피질 7 구역 하부 앞부분

작용 부위 및 반응

흉추 4번 자율신경에 작용

심장 좌심방(1:1), 위 중앙 부위(100% 부교감 활성화), 눈(100% 교감, 힘 들어감: 후두엽 시각 방사 연결 부위)

아랫잇몸 외곽(좁은 영역 찾기는 손끝으로 감지해야 한다)

뇌 영역 뭉뚱그려진 부위는 더 세밀하게 찾아 봐야 한다.

17혈. 건리(9음)

- 배꼽 중심(신궐)에서 위로 3촌 7mm 깊이

작용 부위 및 반응

대뇌외측피질 40 행동 영역 앞부분 아래(1/4), 44b 이름 말하기 윗부분(1/2)

부교감 신경(꼬리뼈 쪽) 릴랙스되어 늘어지는 반응, 졸림

중뇌, 경추 1 자율신경(꼬리뼈 쪽도)

기관지는 100% 교감(이완 확장): 갈라지기 전 큰 기관

기관(trachea)의 하부 5등분 시 5/5 부위(화개혈 작용은 상부 2-4/5)

심장 우심방(1:2) 이완, 아랫잇몸 중앙

여성: 유방 바깥쪽 옆구리 작용. 등 타고 내려와서 복부 나팔관에 작용. 꼬리뼈 쪽 반응은 있으나 작용하지는 않음

* 소화는 심장하고도 많이 연결: 흉골 부분은 호흡과 연관이 많고(심리적 안정은 간접적), 상복부는 심장과 연관 많음

* 편안히 호흡해 스트레스 해소하고 잘 먹으니 성적 능력 왕성화됨

18혈. 하완(9양)

- 배꼽 중심(신궐)에서 위로 2촌

작용 부위 및 반응

대뇌 외측피질 40영역 윗부분 아래(1/4), 44a 선율, 단어 형성 아랫부분(1/2)

9영역(계획, 노력과 힘을 의식), 19영역(장소 기억)

T7 신경에 작용(등은 펴지는데 대부분 릴랙스됨) → 복강신경절(교감신경: 부교감은 신경절이 없음): 소화 억제

방광(수축), 기관지(이완), 침 분비, 심장(심장 안의 좌폐동맥 부위) 이완 100% 부교감

위는 1:1(십이지장에 작용), 담즙(1:2), 눈(1:2)

아래턱 각진 곳 윗부분(악관절~하악각 사이)

19혈. 수분(9중)

- 배꼽 중심(신궐)에서 위로 1촌(주로 심장과 간에 작용)

작용 부위 및 반응

대뇌반구 외피질 40 행동 감각, 19 시각인지

흉추 6(교감)에 먼저 작동. 심장(우심실) 1:1(균형 잡혀 편안), 간(글리코겐 분해 촉진)

20혈. 신혈 4(10양)

- 배꼽 바로 위

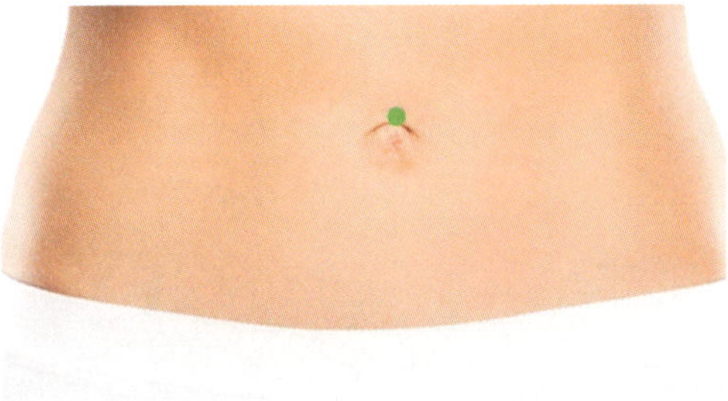

작용 부위 및 반응

편안해짐(거의 머리 쪽 부교감에 작동)

대뇌반구 외피질 40, 9

머리 쪽 부교감에 작용(편안하게 릴랙스)+신궐+양교 4, 8 = 안정 수면: 릴랙스+청소

심장(좌심실하부) 1:1

악하선(침이 생김)

21혈. 신궐(9음)

- 배꼽 중심(주로 생식기 방광 쪽 작용)

작용 부위 및 반응

대뇌반구 외피질 8영역 좌하 안구의 반대 움직임, 37 윗부분(1/8) 이름 이해

꼬리뼈 쪽 부교감(엉덩이~회음)에 작용해 방광 수축

설하골~갑상연골 중앙: 편안하게(연하작용과 연관) 직접 작용

* 배꼽 아래는 성적인 에너지 반응이 나타난다.

22혈. 음교(9중)

- 배꼽 중심(신궐)에서 아래로 1촌 8mm 깊이

작용 부위 및 반응

대뇌반구 외측피질 2영역 운동감각(적의식) 중앙 부분, 43구역 맛을 느끼는 곳(양측 설변, sex)

천골(자율신경 끝단: 팔료혈 라인)

방광하부(점막)

여성: 유두 밑으로 작용. 약간 내측으로 유선 제외 부위 전반적으로 작용. 질 쪽으로 작용(속으로 1/3 부위부터 안쪽으로).

23혈. 기해(9음)

- 배꼽 중심(신궐)에서 아래로 1.5촌 7mm 깊이

작용 부위 및 반응

대뇌반구 외측피질 8 낙하 가리킴 반응 하부, 44a 선율 단어 형성 하부

상 장간막 신경절

신장방광 요도까지 연결된 요관 부위

여성: 유방상부외측 1/4 부위, 자궁경부

남성: 전립선 정낭 방광 하부

24혈. 석문(9양)

- 배꼽 중심(신궐)에서 아래로 2촌 10mm 깊이

작용 부위 및 반응

활성화

대뇌반구 6aα 힘 자각, 45a 문장 말하기 상부

흉추 5(심장 폐), 12(방광, 회음, 자궁, 직장)

심장(상대 정맥 부위) 폐 방광(근육 부위) 직장, 회음, 자궁 활성화하여 힘이 남.

여성: 자궁하부 내막 유방 상부내측 1/4 부위

남성: 요도 부위

25혈. 관원(10중)

- 배꼽 중심(신궐)에서 아래로 3촌, 8mm 깊이

작용 부위 및 반응

릴랙스

대뇌반구 외측피질 6aβ 반대 움직임 영역 하부, 41구역 음색

하지 다리 쪽 말단으로 혈관 확장(ß→비아그라는 머리 쪽으로도(눈 충혈))

부교감 신경: 혈관 확장해 발기력 향상, 질 이완

여성: 유방 전체 난소의 난포(에스트로겐) 유선 소염 작용/생리 전 증후군 젖몸살 유선염 등 적용

남성: 유두

26혈. 중극(9양)

- 배꼽 중심(신궐)에서 아래로 4촌, 허리 쪽 따뜻해짐, 8mm 깊이

작용 부위 및 반응

대뇌반구 외피질 44a 선율 단어 형성 상부, 1구역 촉각적 의식

흉추 11번(신장), 요추5, 골반신경절로 연결

신장, 방광 수축(방광 전체 부위), 귀두(클리토리스), 불감증 활용 가능(관원은 혈관만 확장, 중극은 힘이 생김)

여성: 유방 아래 바깥쪽 1/4 부위, 난소의 황체(프로게스테론), 소음순~질 입구 1/3까지 전체(클리토리스 등 포함)

남성: 성기 부위(귀두 포함)

27혈. 곡골(9음)

- 하복부 치골 결합의 상연(上緣)으로부터 5푼 위 5mm 깊이(충맥 1번은 더 깊고 약간 안쪽), 깊이가 6mm만 되어도 8레벨로 떨어진다.

작용 부위 및 반응

대뇌 외피질 7구역 행동 감각 앞쪽 아래(1/4), 6a$\alpha\beta\beta\beta$

요추신경절 아래 라인 부교감 신경

여성: 유방 아래 안쪽 1/4 부위(유두 포함)

남성: 고환

28혈. 회음(9중)

- 남성은 항문과 고환뒤모서리를 연결하는 선의 중점
- 여성은 항문과 후음순 연합을 연결하는 선의 중점. 7mm 깊이

작용 부위 및 반응

대뇌 2구역 운동감각 중간 부분, 6aα

심장(중격 부위) 최대한 풀어 줌

성기대(질)에 힘이 들어감

여성: 음의 심장

남성: 양의 심장

여성과 남성의 정체성을 갖는 느낌의 심장이 형성되는데 사랑하는 사람과 합궁하기 전에 갖는 안온하면서 기분 좋은 느낌의 상태와 비슷하다.

* 화엄경의 수륜 풍륜: 물질을 고착화

화엄경 13장 '여래출현품': 우주가 처음 만들어질 때 어떤 에너지가 등장하는가? 자연계에선 파동이 계속 유지가 되는데 우리가 마음으로 만들면 왜 유지가 안 되는가?

전자기를 만드는 베이스. 중력은 생각보다 간단하다. 우리가 아는 음에너지(그 이상도 이하도 아님)가 물질화되어 고도화된 것이 중력이다.

숭산 스님 일화

음에너지로 반중력(공중에 띄워 버림): 중력이 음이라

우주를 만들고 작용하는 데 있어 강력이 핵심(글루온)

뮤온 15레벨이 더 근원적(쿼크의 베이스), 근원적인 여러 파동이 결합해 쿼크를 만들어 냄. 업쿼크를 그림으로 표현.

4, 8번 생각도 잘 안 나고 생각을 해도 감정이 실리지 않게 됨.

8.

督脈(30개 혈)

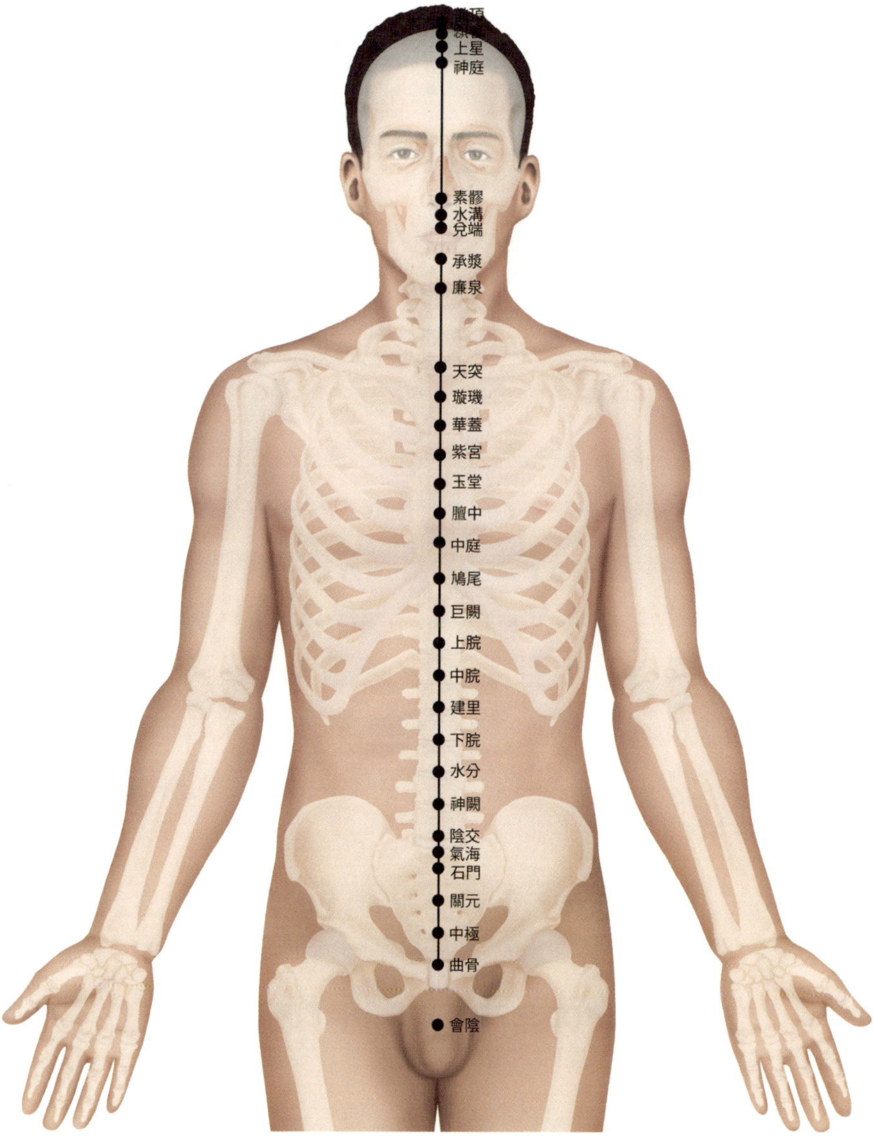

上星
神庭
素髎
水溝
兌端
承漿
廉泉
天突
璇璣
華蓋
紫宮
玉堂
膻中
中庭
鳩尾
巨闕
上脘
中脘
建里
下脘
水分
神闕
陰交
氣海
石門
關元
中極
曲骨
會陰

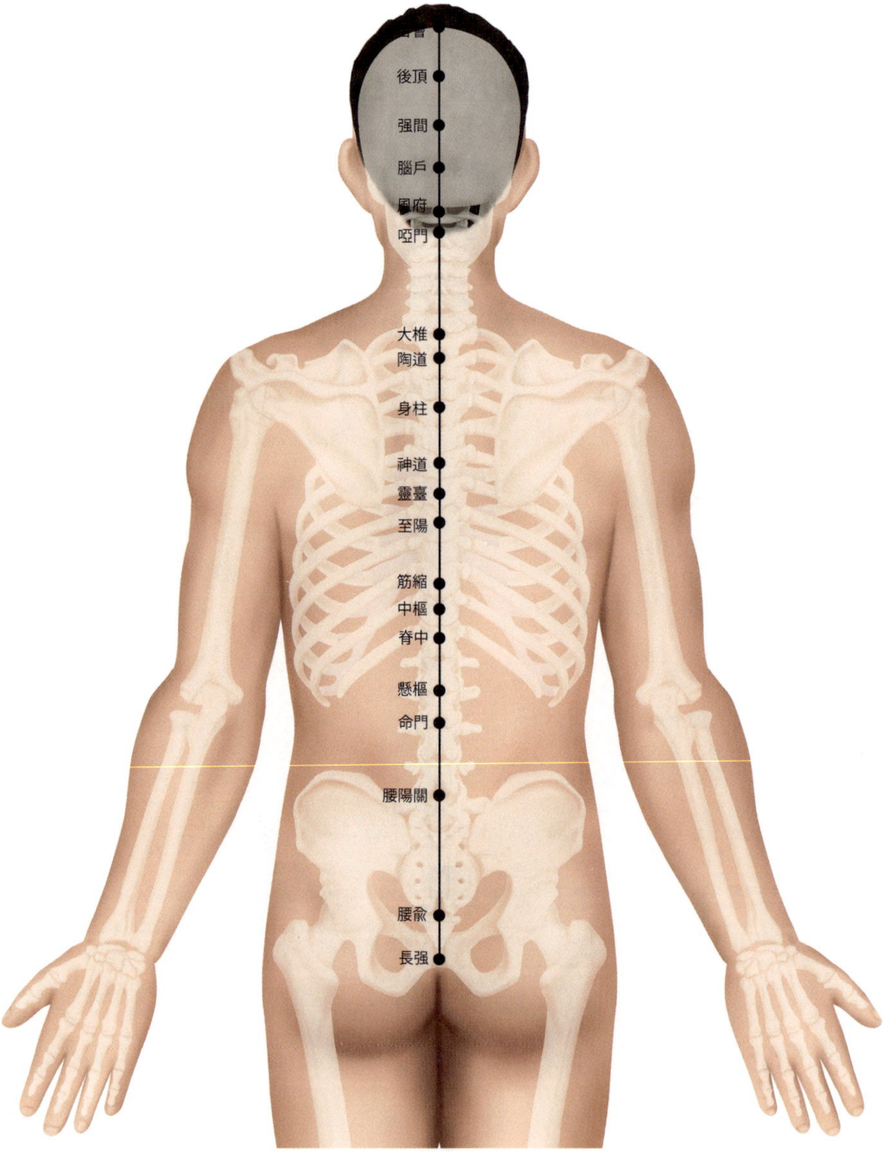

後頂
强間
腦戶
風府
啞門
大椎
陶道
身柱
神道
靈臺
至陽
筋縮
中樞
脊中
懸樞
命門
腰陽關
腰兪
長强

- 마음이 곧 에너지다. 핵심은 "나는 누구인가?"라는 질문이다.
- 혈은 정보를 가진 에너지 필드이자 정보 센터다. 경락 자체를 돌리는 혈(補)과 청소하는 혈(瀉)이 있다.
- 독맥은 혈들의 자체 작용뿐 아니라 경맥(에너지 라인) 전체를 돌리는 반응이 있다.
- 혈과 경락의 관계를 정립할 필요가 있는데, 혈을 활성화하는 것과 경락을 돌리는 것은 개념이 다르다. 혈의 정보를 가지고 작동하는 것이 아니라 에너지 라인 자체를 돌리는 혈자리들이 있기 때문이다. 이들은 다른 데 정보를 전달하지 않고 그냥 돌리기만 한다.
- 조 원장님 치료 반응: 파킨슨 환자 양쪽 양교 1혈에 놓았는데 문제가 있는 쪽만 염증 반응이 나타나고 번짐 현상은 없었다. 그 경락 자체가 오염된 경우로 생각해 볼 수 있고 경락 자체를 먼저 청소해 줘야 정보가 제대로 전달될 수 있다. 경락 청소를 선행해야 효과적인 치료가 가능하다.
- 바를 때 독맥 라인을 따라 세로로 움직이며 무심으로 살펴 탐혈, 억지로 느끼려 하지 말고 그냥 바라본다.
- 독맥은 운동과 관련되어 뇌(대뇌 외측피질 7, 8)로 바로 작용한다. 체크하다 보면 가만히 있질 못하고 자꾸 몸(발)이 움직여진다.
- 손상된 혈은 어느 정도 복구된다(뜸 강하게 뜬 곳은 더 망가짐). 땅 판 뒤 혈자리 복원 연상된다. 예를 들어 10레벨 이상 혈이 파괴되면 7레벨 정도로 복원되어 연결만 시켜 주는 모습을 볼 수 있다.

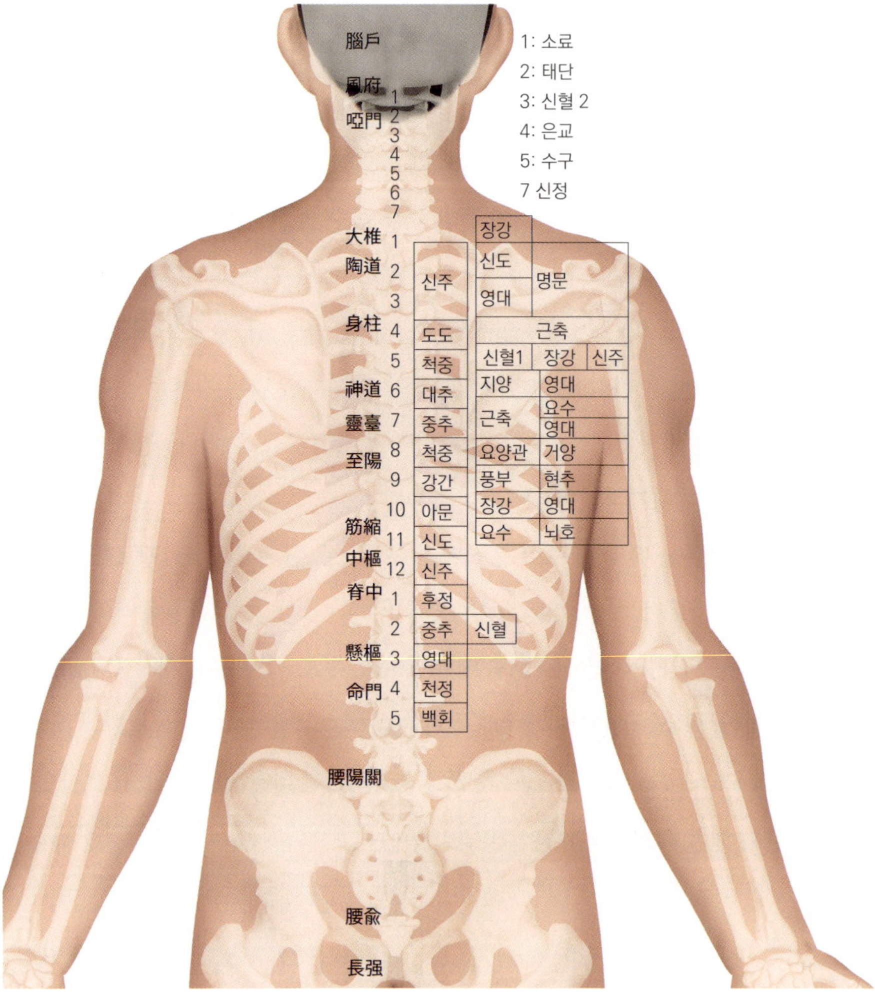

경추 7, 흉추 12, 요추 5개의 구성

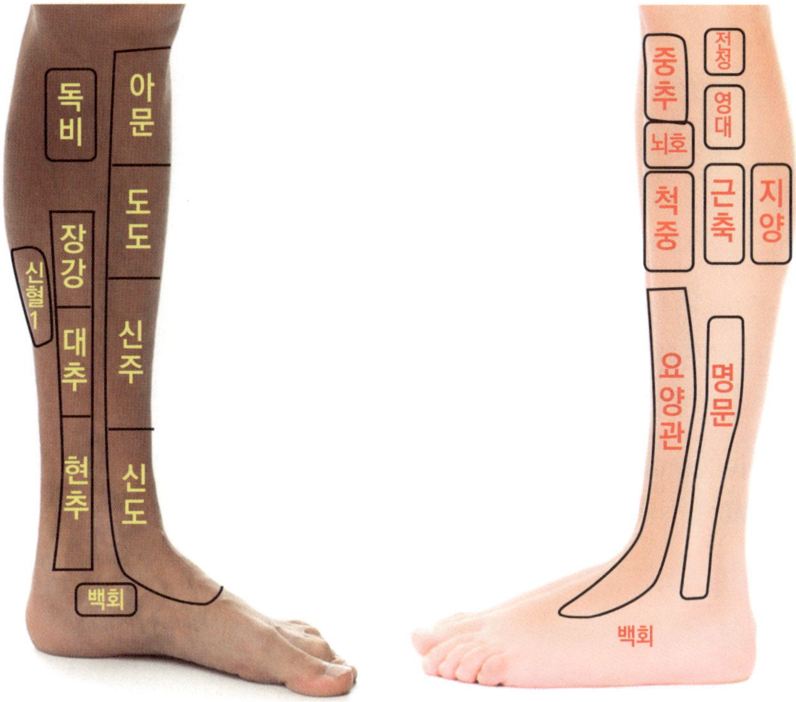

독비
아문
도도
장강
신혈 1
대추
신주
현추
신도
백회
전정
중추
영대
뇌호
척중
근축
지양
요양관
명문
백회

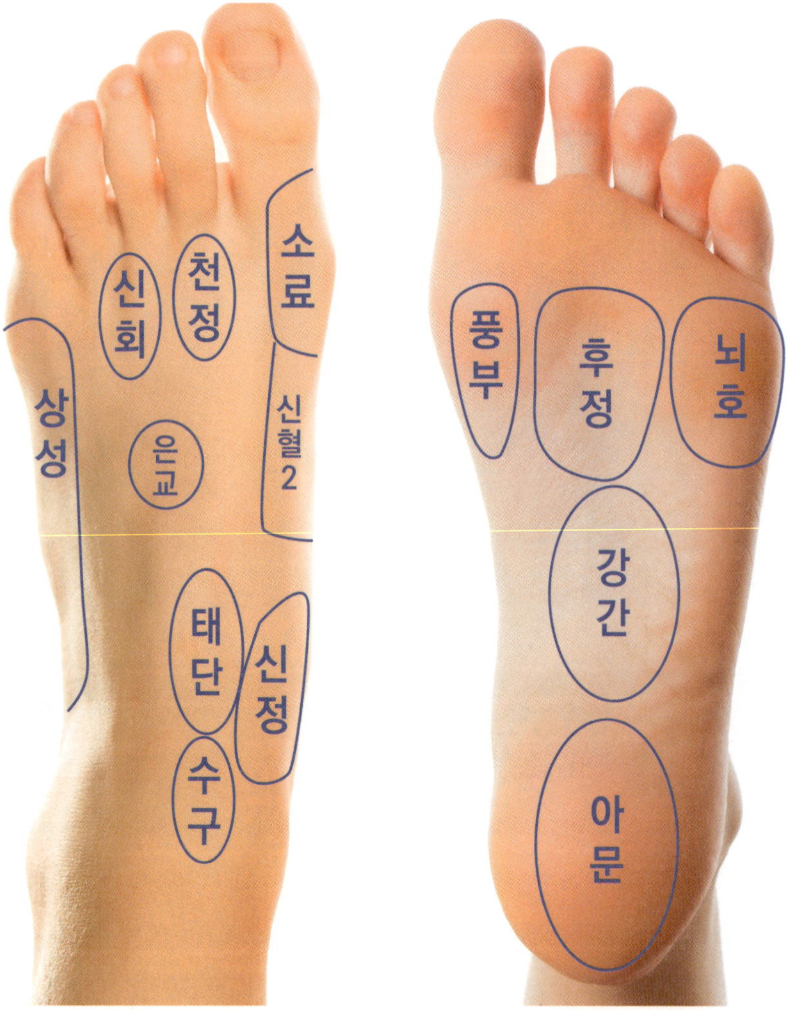
소료
천정
신회
상성
신혈2
은교
태단
신정
수구
풍부
후정
뇌호
강간
아문

1혈. 장강(9양)

- 꼬리뼈 끝과 항문을 연결하는 선의 중점. 6mm 깊이

작용 부위 및 반응

독맥 전체를 자극해 열어 주는 느낌(뇌까지 연결)

대뇌반구 외측피질 8(낙하 가리킴 반응, 복잡한 자세 등 운동 조절, 복합 운동 감각)

내측피질 7(행동 감각 아랫부분)

T4~5

쇄골~승모근 사이(폐첨 부위)에 작용, 등판 전체적 작용해 펴짐

소퇴 내측 1/3, 허벅지 내측 1/2(방광경 라인), 서혜부 라인

치질 치료

여성: 유두 자궁 1/3(맨 아래)

2혈. 요수(9음)

- 미골(尾骨) 끝으로부터 약 1촌 위로 올라가서 양쪽 천골각(薦骨角) 사이로 꼬리뼈 꺾이는 곳 바로 위

작용 부위 및 반응

대뇌반구 외측피질 7(몸통 다리)

T6~8, 10~11

사타구니 아래 라인(허벅지 내측 면), 슬하내측

여성: 유선 1/2(유두에서 유방 바닥면 쪽으로) 자궁 1/3(맨 위)

월경부조, 생리 끊길 때

3혈. 요양관(9중)

- 제4요추 극돌기 아래 우묵한 곳

작용 부위 및 반응

신장이 메인

시상하부와 뇌하수체 후엽 연결 부위: 후엽으로 연결되는 신경다발에 작용(중요)

T8~9

정강이뼈 외측하 1/3(담경 라인)

부신피질과 신장 윗부분 1/3

여성: 유선 1/2(유방 바닥면에서 윗부분) 자궁 1/3(자궁 중간 부분)

4혈. 명문(9음)

- 제2요추 극돌기 아래 우묵한 곳

작용 부위 및 반응

신장이 메인

시상하부와 뇌하수체 접엽 연결 부위: 전엽으로 연결되는 혈관(동맥)에 작용(중요)

T1~3: 어깨를 펴 줌

복숭아뼈 1/2(담경 라인)

신장 중앙 2/3

여성 나팔관 작용

좌신은 정을 만들고 우명문은 → 간 → 심으로 기를 상행시킨다.

여성 갱년기 우울증 치료(기가 상행하지 못해서 생김)

5혈. 현추(10양)

- 제1요추 극돌기 아래 우묵한 곳

작용 부위 및 반응

여러 역할을 하는 중요한 혈/신장이 메인

시상의 복외측혈(메인: 신장 아래 3/3), 배외측핵(방실 판막), 후외측핵(좌간엽)

족외과 하연 1/3, 신장 하부 3/3, 심장 방실판막, 좌간엽

여성 자궁 내부

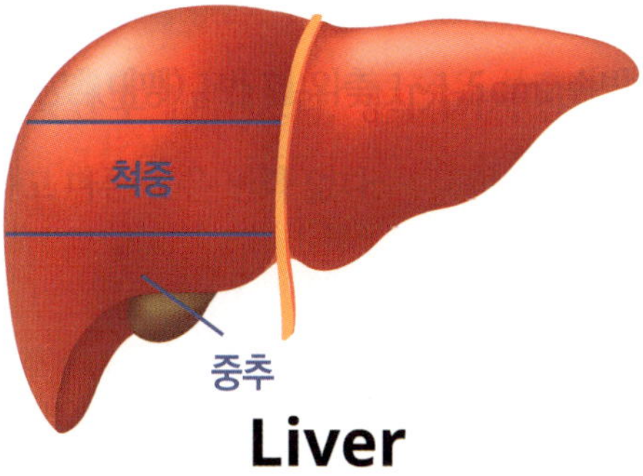

6혈. 척중(9중)

- 제11 흉추 극돌기 아래 우묵한 곳

작용 부위 및 반응

가장 중요한 운동 요소, 뇌에서도 피질에 가깝다.

대뇌 외측피질 7, 8 운동 요소가 메인이라는 의미

다리뇌(소뇌와 중뇌 연결, 운동 조절) 중 상소뇌각-소뇌와 연결해 운동 조절

T3~5, 7~9 좌우기립근

정강이뼈 중앙 윗부분(위경 라인)

간(중앙)과 우신(명문) 연결(심장)

간 중앙은 우측 간엽 가로로 가운데 부위 1/3 정도

* 우신장은 간을 통해 심장과 연결

7혈. 중추(10양)

- 제10흉추 극돌기 아래 우묵한 곳

작용 부위 및 반응

편해지고 늘어지는 느낌, 운동이 메인은 아니고(7, 8 아님) 운동 의식.

대뇌 외측피질 9(계획 노력과 힘 의식) 2(운동 의식 감각 의식)

중간 부분이라 백회 쪽으로 느낌 옴

중소뇌각

T5~7, T12~L2 기립근-흉추와요추 연결

정강이뼈 윗부분 1/3, 상복부(위(상부 1/4 부위) 십이지장)

간: 간우엽 아랫부분 1/3 정도

* 다리뇌(상중하소뇌각): 기립근과 연결될 듯

여성 자궁경부와 자궁의 연결 부위(자궁경부, 자궁의 1/5 부위)

생리 출혈이 멈추지 않을 때 최고의 혈(임맥이 다 돌면 담즙이 생성된다).

8혈. 근축(9음)

- 제9흉추 극돌기 아래 우묵한 곳

작용 부위 및 반응

외측 시상하부핵

T3~4(가로), 6~8(세로)로 힘을 줌

다리 외측 뒤 상부

위 아랫부분 4/4(속이 따뜻해지는 느낌), 좌신장과 위를 에너지적으로 연결.

* 좌신장과 위를 에너지적으로 연결해 정(精)을 생성한다. 동남아는 땅이 살아 있는지 먹자마자 쌀로 바로 정 만드는 반응: 립밤을 발라 보면 에너지 라인이 생기는 것을 느낄 수 있다.

* 시상하부핵이 손상되면 거식증 생김(밑으로 내려보내질 못해 먹기 싫어지는 현상일 듯)

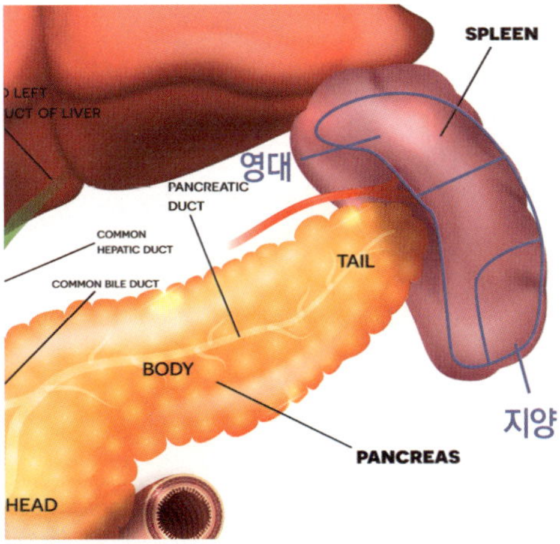

9혈. 지양(9중)

- 제7흉추 극돌기 아래 우묵한 곳

작용 부위 및 반응

외측 시상하부핵

다리(방광경 라인)

위 2/4와 비장하부 동시 작용 - 소화에 강력하게 작용(특히 술 마시는 사람 독맥혈 효과적)

10혈. 영대(9음)

- 제6흉추 극돌기 아래 우묵한 곳

작용 부위 및 반응

외측 시상하부핵

주로 등 바깥쪽 여러 부위

위 3/4과 비장상부

* 체적 음양보단 기능적(작용적)이다. 음양 따져 봐야 할 듯하다.

작동하는 에너지(지양 영대) 체크해 보니 양으로 작용함

반응하는 것은 냉하다는 의미

* 레벨이 높을수록 작용 범위가 크고 낮을수록 협소해짐

여성: 난소 좌측

남성: 고환 좌측

11혈. 신도(9양)

- 제5흉추 극돌기 아래 우묵한 곳

작용 부위 및 반응

뇌하수체 후엽의 아랫부분(면역 반응과 연관 있을 수 있을 듯/용인터)

림프관 패치(페이얼스 패치 peyer's patch)가 30~40개 있어 B T세포 면역 반응 생성 역할

소아 복통은 이쪽의 면역 반응과 연관된 경우가 많다.

발목내측(뼈 포함 중앙)-요양관은 바깥쪽

심장(가운데 벽), 소장중 회장(VitB12, 담즙염 흡수)

* 면역: 심소장 중요- 행복하고 화락해야 면역력 높아짐

12혈. 신주(10중)

- 제3흉추 극돌기 아래 우묵한 곳

작용 부위 및 반응

많이 쓸 수 있는 혈

시상 안에 시상침: pulvinar(후핵)의 내측핵 - 후두엽

외측시상하부핵은 주로 후두엽과 연결

하소뇌각의 1/2

폐의 동맥에 작용(숨 쉬는 것이 편해지고 정신이 맑아짐), 대장중 횡행결장

여성: 난소 우측

남성: 고환 우측

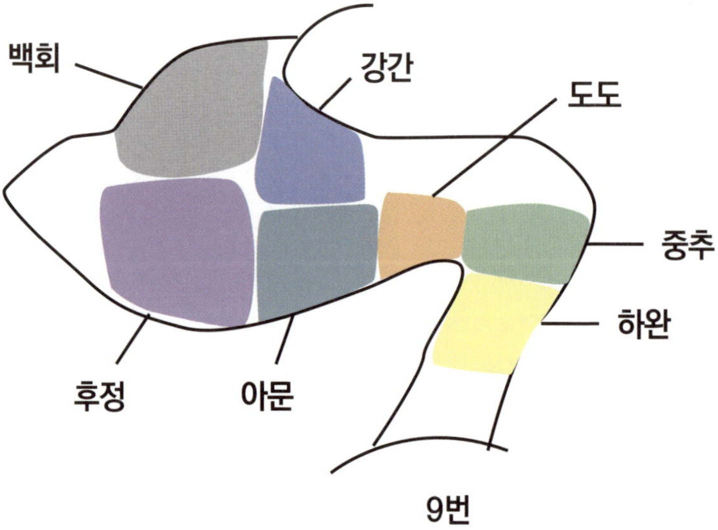

13혈. 도도(9양)

- 제1흉추 극돌기 아래 우묵한 곳

작용 부위 및 반응

대뇌외측피질 9번 영역(계획, 노력, 힘을 의식)

광대뼈 하부(코가 뚫리고 호흡이 편해짐)

폐하엽 폐포

췌장꼬리(비장 연결 부위 영역): 대추와 도도 2개 혈은 관만이 아니라 전체적 작용

췌장에 작용하는 8부위 8개 혈 중 맨 앞부분 대추혈 맨 뒷부분 도도혈은 해당 부위 전체 작용

6개 혈은 순서대로 신혈1, 풍부, 강간, 아문, 뇌호, 백회이며 이 부분은 췌장관에 작용해 췌장을 청소함

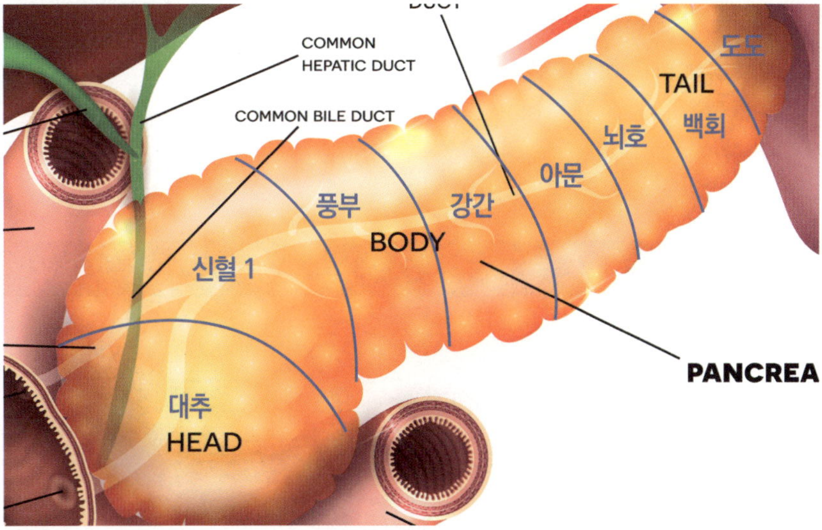

* 신체 반응 부위나 기능에서 빠진 것을 역산하여 빠진 혈자리를 찾는 작업이 필요함

14혈. 대추(9음)

- 제7경추 극돌기 아래 우묵한 곳

작용 부위 및 반응

대뇌피질 8번 영역, 광대뼈 상부

폐중엽부위 폐포(가운데는 아니고 약간 측방)

췌장두부: 복부 반응 체크해 보면 우측에서 감지/침을 놓으면 복부에 생기는 에너지장의 위치, 좀 더 강하게 치료하고자 할 때는 복부 반응 부위에 T약침 활용해 강하게 치료할 수 있음.

* 척추 세우는 혈들은 폐경락의 신혈이다. 기경팔맥은 보다 근원적이고, 12정경은 건강을 유지하게 하는 역할이다.

15혈. 신혈 1(10중)

- 제4경추 극돌기 아래 우묵한 곳(밖에서 볼 때 대추와 아문 중간), 5mm 깊이

작용 부위 및 반응

눈, 코, 귀 작용

대뇌피질 21(청각의식), 8번(안구의 반대 움직임 영역의 1/4 전상부위)

광대뼈 측면(안경다리 아래-귀까지 연결되어 귀 청소 느낌)

안구 흰자, 동자의 바깥쪽(깊이로는 1/2보다 약간 뒤쪽까지 작용)

코도 좀 뚫리고 눈도 환해짐, 눈에 문제 있으면 탁기가 빠져나오며 뻑뻑한 느낌

폐상엽 폐포, 췌장관

* 신혈 바르고 복부에서 어디에 반응하지 체크할 때 "신혈은 어디에 반응하지?"라고 신혈을 정확히 인식하며 찾아 봐야 한다. 대추 바로 옆에서 반응한다.

16혈. 아문(9음)

- 제1-2경추 사이로 제2경추 극돌기 위쪽 우묵한 곳
- 후발제 0.5촌 위

작용 부위 및 반응

대뇌외측피질 20, 21(소리와 음악 감상)

갑상연골, 귀 인두관(고막 내외의 압력을 같게 조절)

췌장관, 신장의 동맥

* 복부 반응은 가운데서 약간 왼쪽

17혈. 풍부(9양)

- 뒤통수의 후두융기 아래 양쪽 승모근 사이 가운데 우묵한 곳

작용 부위 및 반응

대뇌피질 52구역(소리 듣기, 청각의식)

8구역(안구의 반대 움직임 구역 전하)

안구의 동자 내측 부위 (깊이로는 1/2보다 약간 뒤쪽까지 작용)

달팽이관, 전정기관의 몸통

췌장관, 신장의 정맥

18혈. 뇌호(9중)

- 후발제 경계로부터 2.5촌 위로 외후두 결절의 위에 있는 우묵한 곳(전발제-후발제 사이는 12촌으로 본다)

작용 부위 및 반응

대뇌피질 6aα(음색과 소리의 형성)

고막

췌장관, 신장의 신우

19혈. 강간(10양)

- 뒷머리의 정중선에서 후발제 경계로부터 위로 4촌 올라간 곳

작용 부위 및 반응

귀앞 반고리관(상하운동: 도약)

췌장관, 신장의 신배

발등 중앙

대뇌 9번 대뇌피질 6aα(음색과 소리의 형성) 22a 선율 21 청각의식

20혈. 후정(9음)

- 뒷머리의 정중선에서 후발제 경계로부터 위로 5.5촌 올라간 곳

작용 부위 및 반응

대뇌외측 9번/8번(안구의 반대 움직임 구역, 1/4 후하부위)

6aα 음색과 소리의 형성

42 소리의 세기

21 청각의식

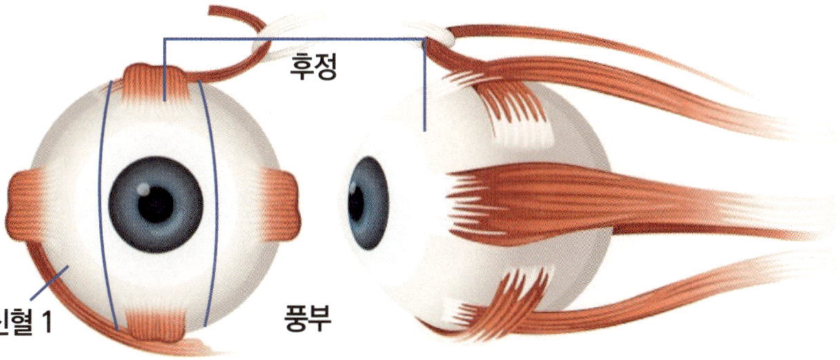

눈의 흰자 중앙(동자 상하 부위)

귀 뒤 반고리관(전후운동: 그네 탈 때)

췌장관, 좌폐와 우폐 사이 공간(종격동, 기관지 아님), 폐와 폐 사이 기관 옆/종격동에 면역 관련 임파 세포가 많은데 직접적인 영향은 없다.

신장 쪽 요로관 1/4

안구 흰자 중앙 동자 부위(깊이로는 1/2보다 약간 뒤쪽까지 작용)

21혈. 백회(9중)

- 뒷머리의 정중선에서 후발제 경계로부터 위로 7촌 올라간 곳으로 전발제에서는 5촌/양 이첨(耳尖)을 연결하는 선과 비첨(鼻尖)에서 후발제 정중선과의 교차점

작용 부위 및 반응

상영(上靈)에 작용

시상하부의 제3뇌실 중심

대뇌 외측피질 9

6aα 음색과 소리의 형성

21 청각의식

귀의 외이도

췌장관, 갑상선

발목 양 측면 내 외과 아래

22혈. 전정(10음)

- 앞머리의 정중선에서 전발제 경계로부터 위로 3.5촌 올라간 곳

작용 부위 및 반응

22~26혈 3차 신경에 영향을 줘 얼굴 감각 조절-구안와사

삼차신경절(뿌리) 눈, 턱 신경(눈 포함 위쪽 머리 감각). 얼굴 감각(눈 아래에서 위턱까지 감각 신경) 음식 씹는 근육 등 지배

대뇌외측피질 6aα(얼굴) 40 얼굴 감각 움직임

아래턱

2족지 위

* 발로 가는 경로는 뇌를 거치지 않고 제일 먼저 바로 작용 – 따뜻해짐

Trigeminal (V) Nerve

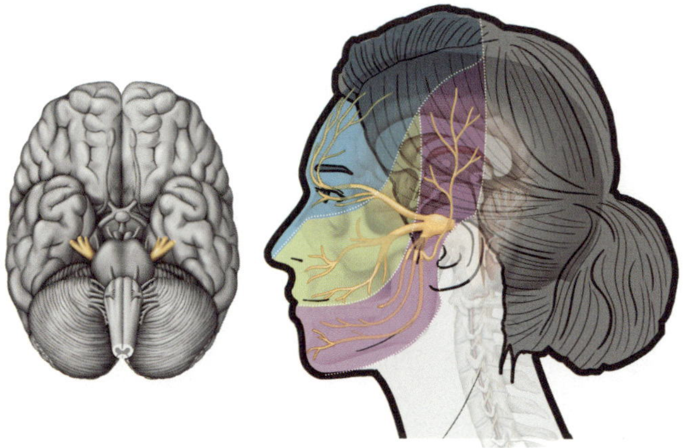

23혈. 신회(9양)

- 앞머리의 정중선에서 전발제 경계로부터 위로 2촌 올라간 곳

작용 부위 및 반응

삼차신경(눈분지)/대뇌외측 40, 8

얼굴 감각 움직임 - 눈 이상 없으면 밝아지고, 이상 있으면 무거워지거나 따가움

명치 우측: 간하고 위 사이(명치 옆 결리는 부위) 신정 신혈2 사이/신정혈은 명치 중앙

3족지 위

8번(안구의 반대 움직임 구역 1/4 후상 부위)

24혈. 상성(9중)

- 앞머리의 정중선에서 전발제 경계로부터 위로 1촌 올라간 곳

작용 부위 및 반응

대뇌외측피질 8번도 작용(운동-낙하 가리킴 반응) 대뇌외측피질 40 얼굴 움직임

삼차 신경(윗턱 분지), 아래턱 신경의 뿌리부

명치 좌측 소료 좌측 옆

발외측방

25혈. 신정(9양)

- 앞머리의 정중선에서 전발제 경계로부터 위로 0.5촌 올라간 곳

작용 부위 및 반응

전발제가 불확실한 경우 양쪽 눈썹 안쪽 사이의 중점에서 위쪽으로 3.5촌이 되는 지점에서 취혈한다. 눈썹과 백회는 8촌이다.

삼차신경(아래턱분지)

명치 중앙(검상돌기 밑) 간문맥

대뇌피질 촉각적 의식 1얼굴 움직임(감각) 40

발목 앞부분

26혈. 신혈2(10음)

- 10레벨 큰 혈 양미간 사이에서 뼈융기 넘어가자마자 5mm 정도 아래 부위. 5~6mm 깊이

작용 부위 및 반응

삼차신경 핵(귀 뒤 부위 교뇌 안쪽)

명치 우측 아래

갑상선(좌우 측면 아래/중앙은 아님)

엄지발가락 위 소료 부분의 위쪽

허리

* 최소 뇌의 핵에 작용하려면 10레벨 이상이어야 함

* 갑상선: 백회, 신혈2 작용

인당혈

양미간 사이로 알려진 인당혈은 독맥의 혈자리는 아니다. 인당혈은 하나가 아니라 신혈2 바로 위에, 가운데가 아닌 양옆으로 바로 붙어서 2개 있다. 인당혈이 활성화되면 기립근이 펴진다.

27혈. 소료(9중)

코끝의 맨 중심부

작용 부위 및 반응

중요한 역할(소뇌 안면신경)/28~31혈은 안면신경 연관

소뇌와 다리뇌 연결 부위 → 안면신경 중심 → 안면신경 볼까지

안면신경 중심(볼까지): 광대뼈 밑 부위

명치 좌측 밑 신정과 상성 사이

대뇌외측피질 8 낙하 가리킴 반응, 52 소음 듣기 영역

엄지발가락 위

경추1

Facial (VII) Nerve

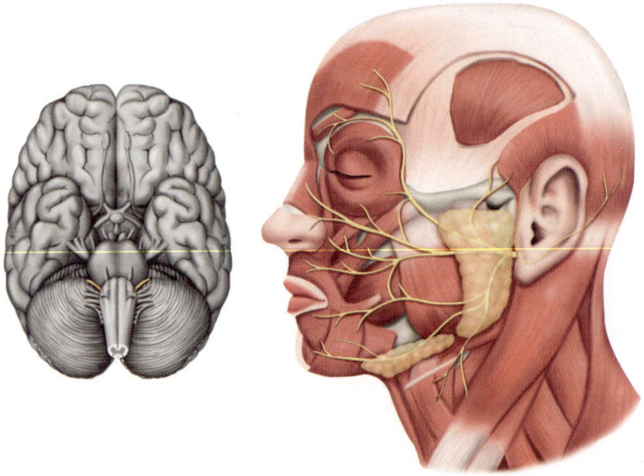

* 삼차신경은 뇌교에서, 안면신경은 소뇌에서 출발.

28혈. 수구(9음)

인중 정중선에서 위쪽으로부터 1/3과 아래쪽으로부터 2/3가 되는 지점. 코끝에 가까움(코끝 2mm 정도 아래)

작용 부위 및 반응

뇌의 얼굴 움직임 영역, 22b 단어 이해(실제는 말하기)

안면신경 관골지(눈 밑)

소장의 장간막

족외과

경추5

29혈. 태단(9양)

인중 고랑 아랫부분과 붉은 입술이 이루는 경계선의 중점은 임맥 1혈(신혈1)이며 태단혈은 그보다 약간(1-2mm) 위. 6mm 깊이. 임맥 1혈과 연결

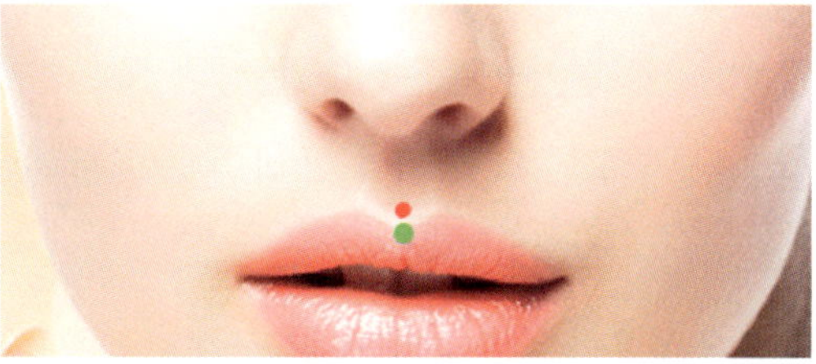

작용 부위 및 반응

안면신경 턱 하악까지

6aα 얼굴 22b 단어 이해

소장(공장)

경추2

* 동양 의학은 마음의 의학, 항상 상상을 잘해야 공명이 잘됨

* 인중혈도 양옆 2개. 태단보다 약간 위 언덕에-정신 각성 작용

30혈. 은교(9중)

입속에서 상순소대와 상순(윗잇몸)이 만나는 점

작용 부위 및 반응

안면신경 측두지

44b 이름 말하기

소장(회장)

경추4

* 경락을 돌리는 의미와 경혈의 의미가 다름.
  임독맥이 돌면 회음이 조여지고, 반대로 회음을 조이면 임독맥을 돌리는 효과, 호흡과 의식이 편안해지며 냉기-탁기(매움)-독기 배출
* 임맥 순환혈: 4번 늑골상 젖꼭지 1횡지가량 위 라인 뼈와 뼈 사이, 누르면 아픔
* 독맥 순환혈: 4번 늑골 하연 젖꼭지 라인

위쪽 임맥 아랫쪽 독맥 순환혈

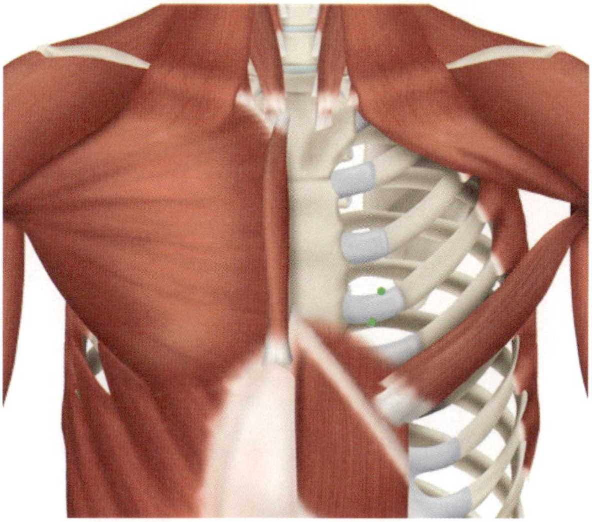